dr. med. ulrich
strunz

77 tipps für mehr kraft und ausdauer

2. Auflage
Originalausgabe

Redaktion: Evelyn Boos-Körner
Bildredaktion: Tanja Zielezniak
Coverdesign: Eisele Grafik-Design, München, unter Verwendung eines Motivs von Bigstock (Natalia Zakharova, kolesnikovserg, Denis180787, SAFT76)
Layout/Satz: Buch-Werkstatt GmbH, Bad Aibling/Kim Winzen
Druck und Bindung: Pixartprinting, Lavis (Trento)

Printed in Italy

FSC www.fsc.org MIX Papier | Fördert gute Waldnutzung FSC® C147178

Penguin Random House Verlagsgruppe FSC®-N001967

ISBN: 978-3-453-60669-2

Dank

Ich danke Dr. Kristina Jacoby für ihre großartige Unterstützung.

Haftungsausschluss

Die Ratschläge in diesem Buch sind sorgfältig erwogen und geprüft. Sie bieten jedoch keinen Ersatz für kompetenten medizinischen Rat. Alle Angaben in diesem Buch erfolgen daher ohne jegliche Gewährleistung oder Garantie seitens des Autors und des Verlages. Eine Haftung des Autors bzw. des Verlages und seiner Beauftragten für Personen-, Sach- und Vermögensschäden ist ausgeschlossen.

Bildnachweis

Grafiken und Schmuckvignetten: Buch-Werkstatt GmbH/Kim Winzen
Weitere Motive: AdobeStock (Alila Medical Media);
Buch-Werkstatt GmbH: 51, 53 (Kim Winzen);
Privatarchiv Dr. med. Ulrich Strunz: 8;
Shutterstock.com: 10 (T-Design), 72 (Alliance Images), 94 (Timolina), 128 (Photoroyalty), 156 (oliveromg), 200 (PeopleImages.com – Yuri A)

dr. med. ulrich
strunz

77 tipps für mehr kraft und ausdauer

Fit und gesund für immer

Das Immunsystem stärken,
Krankheiten vorbeugen,
jung bleiben

HEYNE

Inhalt

Kraft und Ausdauer sind essenziell

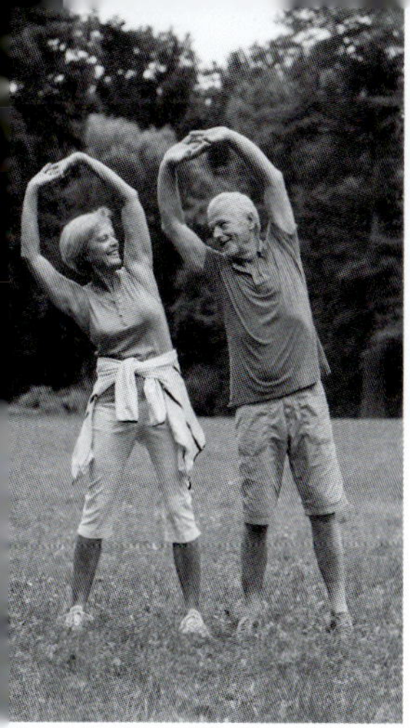
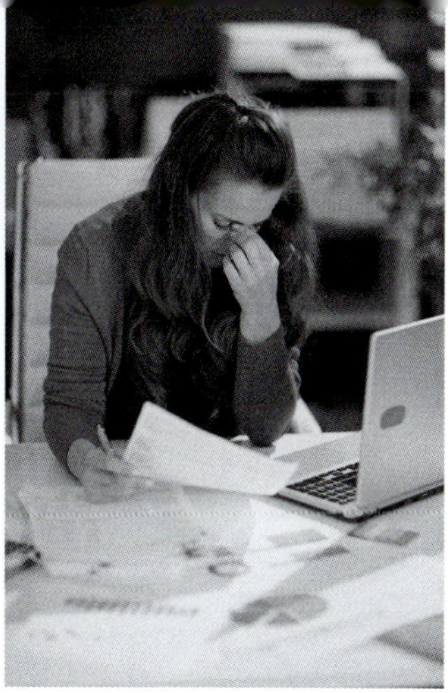
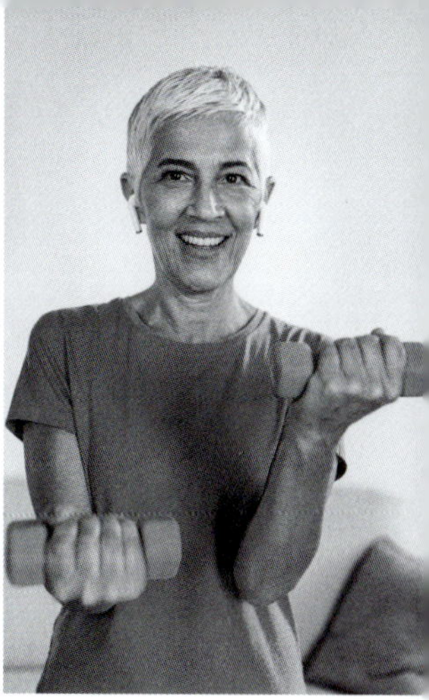

Fitnessprobleme erkennen

Ernährung zur Steigerung der Kraft und Ausdauer

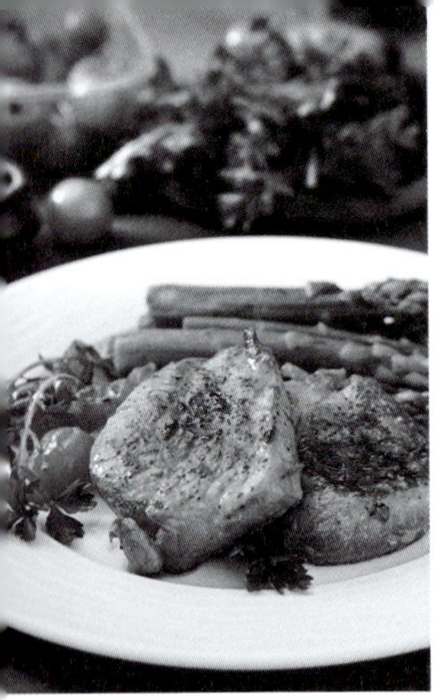
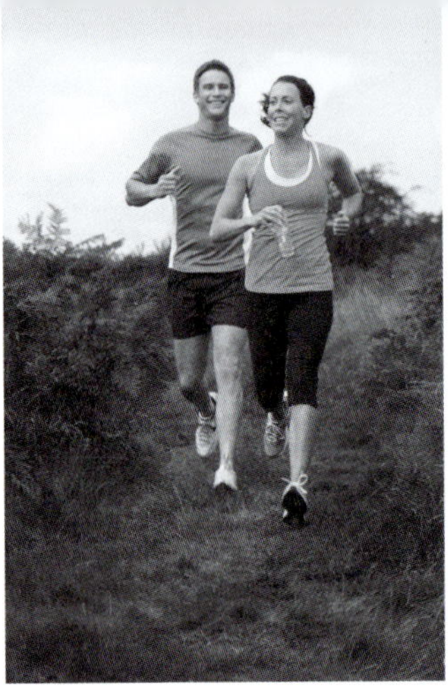
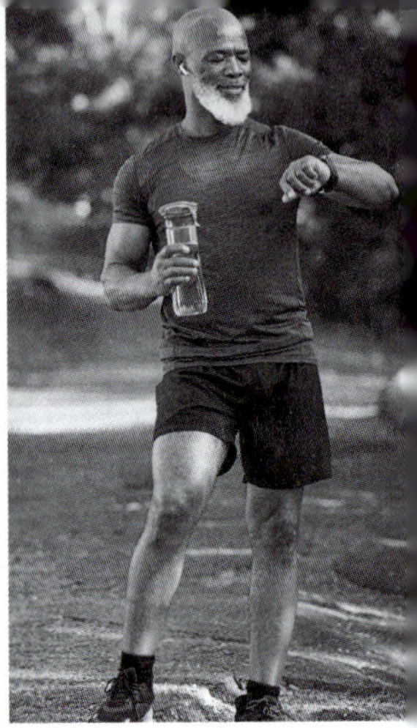

Der Start ins fitte Leben

Kraft und Ausdauer weiter steigern

Digitalisierung sinnvoll nutzen

Vorwort

Kraft und Ausdauer gehören zu den fundamentalen Säulen für die Gesundheit. Es soll immer noch Menschen geben, die halten Sport für ein nettes Hobby. Für einen Selbstzweck. Weit gefehlt!

Kraft und Ausdauer sind eine Wunderpille. Gäbe es sie in der Apotheke zu kaufen, würde wahrscheinlich fast jeder Mensch bereit sein, ein Vermögen dafür auszugeben. Mit zunehmender Kraft und Ausdauer werden Sie jünger. Sie sind emotional ausgeglichener. Sie werden leistungsfähiger. Schmerzen, Cellulite und Krampfadern verschwinden, die Leber verjüngt sich und das Immunsystem wird gestärkt. Sport erhöht sogar die Denkleistung.

Für all das müssen Sie nicht einmal etwas bezahlen. Die Wunderpille namens Kraft und Ausdauer gibt es kostenlos. Sie steht jedem Menschen jederzeit zur Verfügung. Sie müssen sich nur körperlich anstrengen.

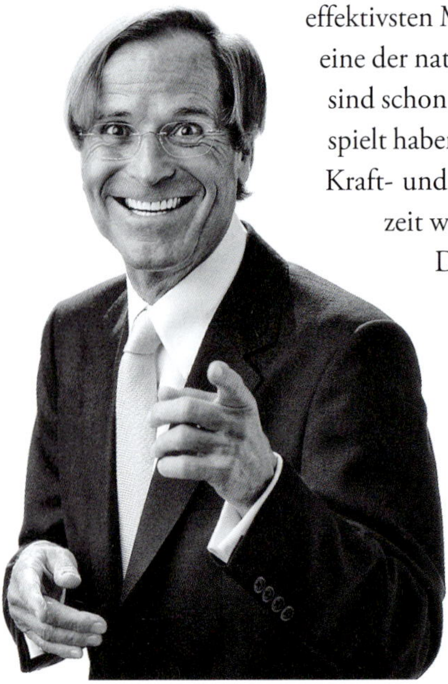

Ich liebe das Laufen. In meinen Augen eines der effektivsten Mittel, die Fitness zu steigern. Es ist auch eine der natürlichsten Bewegungen. Wir Menschen sind schon in der Steinzeit viel gelaufen. Tennis gespielt haben wir damals noch nicht. Außerdem sind Kraft- und Dehnübungen essenziell. In der Steinzeit waren sie im täglichen Leben inbegriffen. Durch das Tragen schwerer Lasten, das Klettern auf Bäume, um Früchte zu pflücken oder Eier aus Vogelnestern zu holen, beim Bücken, um Pilze oder Wurzeln zu sammeln. Heute sind viele von uns »Sitzmenschen«, da muss man Kraft- und Dehnübungen extra integrieren.

Körperliche Anstrengung wirkt als epigenetischer Schalter. Wenn Muskeln leicht schmerzen, wenn das Herz schnell schlägt und wenn man schwitzt, werden spezielle Gene angeschaltet. Gene, die dazu führen, dass sich neue Mitochondrien bilden, dadurch erhält jede Zelle mehr Energie. Gene, die vermehrt bestimmte Botenstoffe des Immunsystems herstellen lassen, das stärkt die Abwehr. Gene, die neue Gehirnzellen wachsen lassen und vieles mehr.

Sport ist die Medizin schlechthin. Es gibt immer mehr wissenschaftliche Studien, die genau das belegen. Kein Medikament kann das Risiko, chronisch zu erkranken, in der Weise und in dem Ausmaß reduzieren, wie es Sport kann. Fitte Menschen leben länger und vor allem, leben sie länger gesund.

Am besten ist es, mit dem Sport bereits früh im Leben zu beginnen und nie aufzuhören. Aber auch wenn die ersten Wehwehchen schon da sind, können Sie mit Sport Ihre Gesundheit zurückgewinnen. Es ist nie zu spät!

Als ich mit Mitte 40 mit dem Laufen begann, hat sich mir eine vollkommen neue Welt offenbart. Ich habe das Türchen zum Glück geöffnet. Das meditative Laufen hat meine unablässigen inneren Dialoge gestoppt. Ich habe zu mir selbst gefunden. Das Gleiche wünsche ich Ihnen.

Herzlichst, Ihr

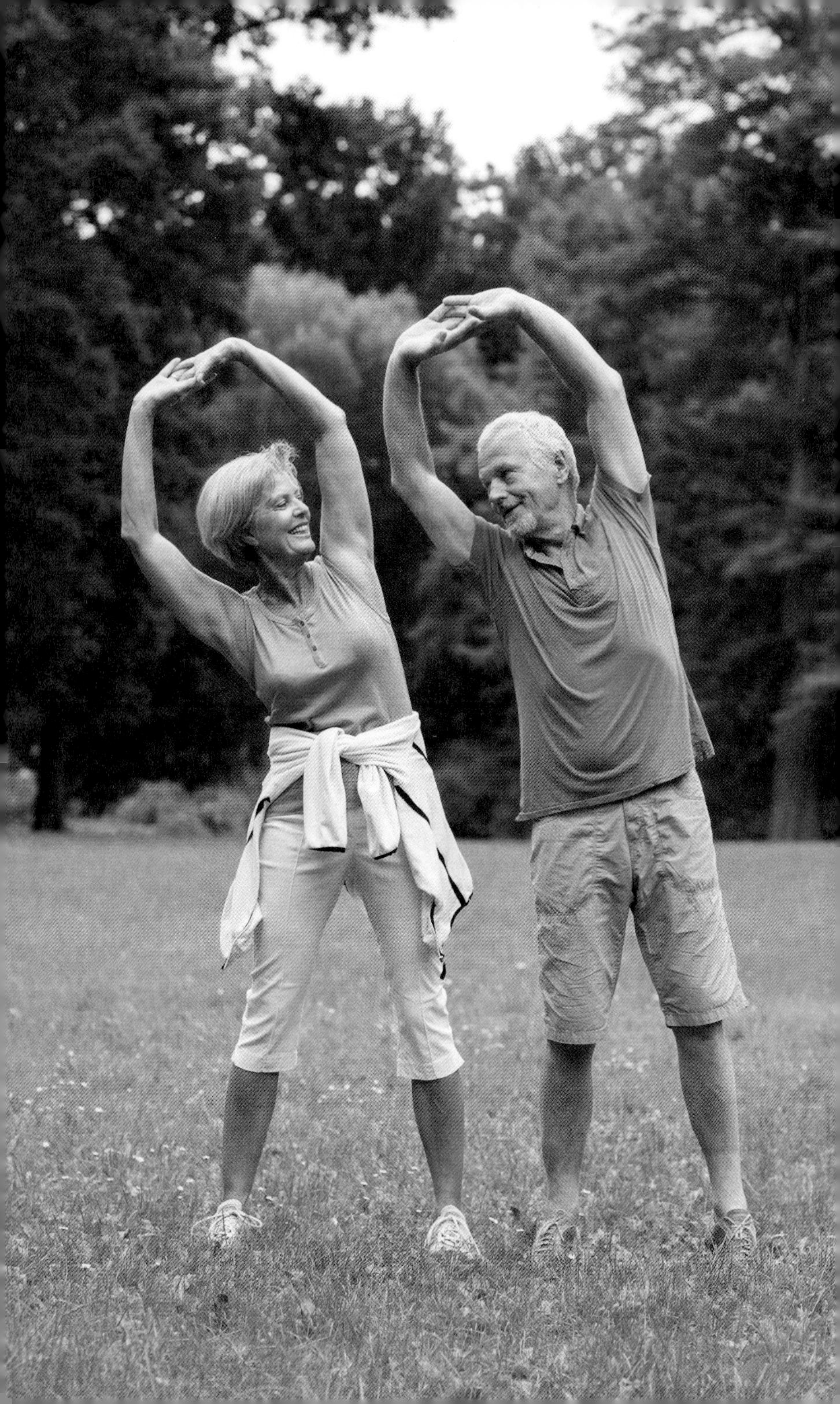

Kraft und Ausdauer sind essenziell

Bis vor wenigen Jahrzehnten war tägliche körperliche Anstrengung für uns Menschen eine Selbstverständlichkeit. Der Organismus ist auf sie angewiesen. Durch Anstrengung werden viele Abläufe im Körper auf gesund gestellt.

TIPP 1

Der Mensch braucht Sport

Der Großteil der heutigen chronischen Erkrankungen ist vermeidbar. Sie entstehen aufgrund von Bewegungsmangel, Fehlernährung und psychischem Stress. Alles Dinge, die man selbst in der Hand hat. Man muss sich etwas anstrengen, um in den Genuss eines langen und gesunden Lebens zu kommen. Aber lohnt sich das nicht, um Depressionen, Krebs, Herz-Kreislauf-Erkrankungen, Demenz und vielen weiteren Beschwerden den Garaus zu machen?

In Deutschland leiden fast 60 Prozent der über 65-jährigen Frauen und etwa 55 Prozent der Männer im gleichen Alter an einer chronischen Erkrankung. Aber auch schon junge Menschen sind chronisch krank. Etwa 40 Prozent der über 16-Jährigen sind betroffen.[1] Chronisch krank heißt in der Schulmedizin oft unheilbar krank. Man soll sich mit seinen Beschwerden abfinden und ein paar Medikamente zur Linderung der Symptome einnehmen.

Meine Erfahrung sieht anders aus! In den fast 30 Jahren, in denen ich in meiner Praxis oft schwerkranke Menschen behandelt habe, sind viele von ihnen wieder gesund geworden. Nicht weil sie die richtigen Medikamente bekommen haben. Ganz im Gegenteil, die meisten konnten ihre Medikamente nach einiger Zeit absetzen. Sie sind wieder gesund geworden, weil sie begonnen haben, Sport zu treiben, ungesunde Kohlenhydrate aus der Ernährung gestrichen und Nährstofflücken geschlossen haben.

Allen Zivilisationskrankheiten liegen ähnliche Probleme zugrunde

Egal ob rheumatoide Arthritis, Autoimmunerkrankungen, Allergien oder Diabetes – alle chronischen Erkrankungen werden durch typische Veränderungen im Organismus ausgelöst. Viele dieser Prozesse entstehen erst gar nicht, wenn Sie Sport treiben.

Manchmal ist das Immunsystem mehr betroffen, das kann zu einer Krebserkrankung führen. Bei anderen liegt das Problem vor allem im Darm, wodurch das Risiko von Autoimmunerkrankungen steigt. Bei wieder anderen ist der Energiestoffwechsel besonders angeschlagen und sie erkranken an Diabetes. Allerdings sind folgende Veränderungen bei fast allen Erkrankungen zu sehen:

- **Beschädigter Energiestoffwechsel:** Durch einen zu hohen Blutzuckerspiegel kommt es zu chronisch erhöhten Insulinwerten, woraufhin die Zellen auf das Hormon nicht mehr richtig reagieren. Das führt zu einer Energiekrise, denn Insulin reguliert die Aufnahme energieliefernder Nährstoffe in die Zellen. Können die Zellen nicht mehr ausreichend Energie herstellen, können sie ihren Aufgaben nicht mehr nachkommen. Leberzellen entgiften nicht mehr, die Herzmuskulatur kontrahiert sich nicht mehr ausreichend, Nervenzellen können Signale nicht mehr richtig weiterleiten. Einige Zellen sterben sogar ab. Diese müssen vom Immunsystem beseitigt werden, es kommt zu chronischen Entzündungsreaktionen.
  Sport lässt die Zellen wieder besser auf Insulin reagieren. Sport, zusammen mit einer Ernährung ohne Zucker, Brot, Nudeln und Pizza, heilt den Energiestoffwechsel.
- **Angeschlagener Darm:** Fast allen chronischen Erkrankungen liegt ein Leaky Gut, ein durchlässiger Darm, zugrunde. Der Darm ist nicht mehr dicht. Es dringen Stoffe in den Organismus ein, die dort nicht hingehören, allen voran Darmbakterien und Fäkalien. Sie breiten sich im Körper aus und werden vom Immunsystem bekämpft, es kommt zu chronischen Entzündungsreaktionen. Außerdem ist der Darm meist mit zu vielen gesundheitsschädlichen Bakterien besiedelt. Auch das lässt chronische Entzündungsreaktionen weiter voranschreiten.
  Sport macht den Darm wieder dicht und beeinflusst die Zusammensetzung der Darmbakterien positiv. Sport, zusammen mit einer Ernährung, die sehr viel frisch zubereitetes Gemüse und etwas Obst enthält, heilt den Darm besonders gut.

- **Geschwächtes Immunsystem:** Hohe Blutzuckerwerte, eine angeschlagene Energieherstellung und ein undichter Darm schwächen das Immunsystem erheblich. Das macht schlapp, anfällig für Infektionen und sogar Krebs. Vielen Menschen mangelt es außerdem an Muskulatur. Was Muskeln mit dem Immunsystem zu tun haben? In ihr werden wichtige, entzündungshemmende Botenstoffe gebildet. Sport stärkt die Muskulatur und somit das Immunsystem. Sport, zusammen mit einer Ernährung, die alle essenziellen Nährstoffe enthält, bringt das Immunsystem zurück zu seiner natürlichen Kraft.
- **Fehlende Muskulatur und Ausdauer:** Auch Rücken- und Gelenkschmerzen zählen zu den weit verbreiteten chronischen Erkrankungen. Fast immer liegt der Grund in fehlender Muskulatur oder einer zu geringen Dehnbarkeit der Muskeln.
  Sport, besonders Kraftsport, Stretching, Yoga und Pilates, heilt Rücken- und Gelenkschmerzen oder lässt sie erst gar nicht entstehen.

TIPP 2

Muskeln und Ausdauer bringen viel mehr als nur Kraft und ein starkes Herz

Weltweit erleben wir eine besorgniserregende Epidemie. Immer mehr Menschen fehlt es an Muskeln und Ausdauer. Fast alle Übergewichtigen haben zu wenige Muskeln. Sie sind körperlich nur wenig belastbar. Aber auch viele Normalgewichtige sind davon betroffen. Dabei sind Muskeln und eine gute körperliche Ausdauer essenziell für die Gesundheit.

Einer der häufigsten Gründe, warum Menschen pflegebedürftig werden, besteht darin, dass sie schlichtweg nicht mehr aufstehen können. Ihnen fehlen Muskeln! Müsste nicht sein, denn Muskeln verschwinden nicht einfach so. Nur wenn man sie nicht nutzt, nehmen sie ab. Oder wenn man nicht genügend Proteine isst.

Muskeln können viel mehr, als das Skelett bewegen

Die Muskulatur ist das größte Organ des menschlichen Organismus. Organe sind Systeme des Körpers, die bestimmte Aufgaben erfüllen. Die Muskulatur ist für die Bewegung zuständig. Sie beeinflusst den gesamten Körper. Einige der positiven Effekte werden erst seit wenigen Jahrzehnten erforscht.

- **Herz- und Skelettmuskulatur sind Energiegeneratoren.** Werden Muskeln während körperlicher Anstrengung bewegt, wirken sie als Genschalter. Gene zur Energieherstellung werden im gesamten Körper aktiv. Mehr Energie heißt gesündere Zellen. Gesunde Zellen sind die Basis für ein langes und gesundes Leben.[2]
- **Muskeln verändern die Blutfette positiv.** Dafür verantwortlich sind bestimmte Gene, die in den Muskelzellen aktiv sind. Der Anstieg an Muskelmasse lässt den HDL-Cholesterinspiegel ansteigen. Das ist sehr gut! Außerdem nimmt die Menge an kleinen LDL-Cholesterin-

partikeln ab. Das ist ebenfalls gut. LDL-Cholesterin ist zwar nicht per se schlecht, aber die kleinen LDL-Cholesterinpartikel sind trotzdem nicht gut. Sie beschädigen vor allem die Arterienwände. Mehr Muskelmasse führt hingegen zum Anstieg großer LDL-Cholesterinpartikel. Das ist wiederum sehr gut. Sie sind für die Arterien ungefährlich und der Organismus braucht sie unter anderem für das Immun- und das Hormonsystem.[3]

- **Muskeln wirken auf den Hormonhaushalt.** Besonders wenn Muskeln während eines Krafttrainings beansprucht werden, bildet sich das Wachstumshormon HGH (**H**uman **G**rowth **H**ormon). Es sorgt dafür, dass Zellen erneuert und repariert werden. Das ist wichtig für ein langes und gesundes Leben. Durch die Beanspruchung der Muskulatur bildet sich zudem Testosteron, bei Frauen wie bei Männern. Testosteron bringt Lebensfreude, Motivation und Durchhaltevermögen.
- **Muskeln stärken das Immunsystem.** Mehr Muskelmasse führt zum Anstieg der T-Zellen des Immunsystems. Diese Zellen bekämpfen Eindringlinge wie Viren. Sie erkennen aber auch Krebszellen und beseitigen sie. In der Muskulatur bildet sich zudem ein sehr wichtiger Botenstoff: Interleukin-6 (IL-6). Sowohl T-Zellen als auch entzündungshemmende Interleukine sorgen für ein stabiles Immunsystem und beugen akuten wie chronischen Entzündungsreaktionen vor. Somit sinkt das Risiko zu erkranken.

Eine gute Ausdauer bedeutet viel mehr, als nur lange Strecken laufen zu können

Je höher die körperliche Ausdauer, umso besser funktioniert die Energieherstellung in jeder einzelnen Körperzelle. Das hat viele positive Effekte:

- **Gute Ausdauer – starke Herzleistung.** Ein gesundes Herz ist essenziell für ein langes und gesundes Leben. Es pumpt den Lebenssaft, das Blut, durch den Organismus. Nur so erhalten alle Zellen ausreichend Sauerstoff, Nährstoffe und können ihre Aufgaben erfüllen.

- **Ausdauer macht schlau.** Körperliche Leistungsfähigkeit steigert den geistigen Fokus und die Konzentrationsfähigkeit. Es gibt sogar Studien, in denen ein Zusammenhang zwischen Ausdauerleistung und Intelligenz festgestellt wurde.[4] Außerdem stärkt körperliche Ausdauer die Resilienz. Mit einer guten körperlichen Ausdauer werden herausfordernde Lebenssituationen einfacher gemeistert. Depressionen oder Angststörungen treten seltener auf.[5]
- **Ausdauer macht glücklich.** Während körperlicher Anstrengung werden vermehrt Serotonin und Dopamin gebildet und ausgeschüttet. Die beiden Neurotransmitter beeinflussen die Psyche erheblich. Das Leben wird leicht, Probleme werden zu interessanten Lebenserfahrungen und die Ideen sprudeln – Lebensfreude pur.

TIPP 3

Schneller laufen – länger leben

Die VO_2max ist ein Maß für die generelle Fitness. Seit 2015 rückt sie zur Abschätzung des zu erreichenden Lebensalters in den Fokus der Wissenschaft. Je besser die VO_2max, umso länger das Leben, vor allem das gesunde Leben.

Mit der VO_2max wird die maximale Sauerstoffaufnahme des Bluts gemessen. Sauerstoff wird für die Herstellung von Energie benötigt. Eine hohe maximale Sauerstoffaufnahme steht für eine gute Energieherstellung. Sind die Zellen, besonders die des Herzens und der Skelettmuskulatur, in der Lage, viel Energie herzustellen, ist man fit.

Messung der VO_2max

Noch vor wenigen Jahren konnte die VO_2max nur aufwendig mit einer Atemgasanalyse ermittelt werden. Sportler strampelten auf einem Fahrradergometer mit zunehmender Intensität, bis sie nicht mehr konnten. Mund und Nase waren während des Tests mit einer Atemmaske abgedeckt. Die Sauerstoff- und Kohlendioxidkonzentration der eingeatmeten und ausgeatmeten Luft wurde kontinuierlich gemessen. Daraufhin wurde anschließend die VO_2max errechnet.

Heute können Fitnessuhren die VO_2max messen. Oder besser gesagt ungefähr vorhersagen. Denn die Fitnessuhren analysieren nicht die Atemgase, was für eine genaue Messung notwendig wäre. Sie errechnen die VO_2max anhand der Herzfrequenz und der in einer bestimmten Zeit zurückgelegten Laufstrecke. Die Werte haben eine Genauigkeit von ungefähr 90 Prozent. Für Hobbysportler reicht das aus.

Die Messung mit Fitnessuhren ist zwar etwas ungenauer, aber viel billiger und einfacher als die Messungen in speziellen Zentren zur Leistungsdiagnostik. Außerdem zeigt eine Uhr die Veränderung der VO_2max über die Monate und Jahre hinweg. Das ist sehr aufschlussreich!

Steigerung der VO_2max

Generell nimmt die VO_2max mit zunehmendem Alter ab. Wie stark sie abnimmt, hängt allerdings in erste Linie nicht vom Alter, sondern vom Lebensstil ab. Außerdem kann man die VO_2max auch noch mit 70 oder 80 Jahren steigern. Um die VO_2max zu steigern, muss man sich allerdings anstrengen. Nur mit Spazierengehen und etwas Fahrradfahren ist es nicht getan. Die VO_2max steigt, wenn man nah an der persönlichen maximalen Leistung trainiert.[6] Mehr dazu erfahren Sie in Tipp 56.

Wissen, wo man steht

In einer Studie aus dem Jahr 2018 wurde das zu erwartende Lebensalter in Abhängigkeit der VO_2max für Frauen wie für Männer für acht unterschiedliche Alterskategorien genau errechnet. Personen mit den niedrigsten VO_2max hatten die höchste Sterblichkeit. Schafften sie es, ihre VO_2max von »schlecht« auf »mäßig« anzuheben, nahm ihr Sterberisiko um fast 50 Prozent ab. Das kann keine Pille! Je fitter eine Person wird, umso weiter reduziert sich das Sterberisiko. Allerdings nicht mehr in einem so dramatischen Ausmaß. Daher lohnt es sich besonders für sehr Untrainierte, mit etwas Sport ihre VO_2max zumindest in den »mäßigen« Bereich anzuheben.[7]

Frauen

Sterbe-risiko	am höchsten	um 49 % reduziert	um 64 % reduziert	um 76 % reduziert	um 80 % reduziert
VO_2max / Alter	schlecht unterste 25 % der Bevölkerung	mäßig unteres Mittel, 25 % der Bevölkerung	gut oberes Mittel, 25 % der Bevölkerung	sehr gut oberste 23 % der Bevölkerung	heraus-ragend oberste 2 % der Bevölkerung
18–19	‹35,0	35,1–38,8	38,9–45,4	45,5–52,4	›52,5
20–29	‹28,0	28,1–34,9	35,0–40,2	40,3–49,9	›50,0
30–39	‹27,0	27,1–32,8	32,9–38,1	38,2–47,9	›48,0
40–49	‹25,9	26,0–31,4	31,5–36,3	36,4–46,5	›46,6
50–59	‹24,5	24,6–28,3	28,4–34,9	35,0–45,4	›45,5
60–69	‹21,0	21,1–24,4	24,5–29,7	29,8–38,8	›38,9
70–79	‹17,5	17,6–20,9	21,0–24,4	24,5–34,9	›35,0
80 +	‹15,4	15,5–19,2	19,3–22,0	22,1–29,3	›29,4

Männer

Sterbe-risiko	am höchsten	um 49 % reduziert	um 64 % reduziert	um 76 % reduziert	um 80 % reduziert
VO_2max / Alter	schlecht unterste 25 % der Bevölkerung	mäßig untere Mittel, 25 % der Bevölkerung	gut oberes Mittel, 25 % der Bevölkerung	sehr gut oberste 23 % der Bevölkerung	heraus-ragend oberste 2 % der Bevölkerung
18 – 19	‹37,9	38,0 – 45,4	45,5 – 48,9	49,0 – 57,0	›57,1
20 – 29	‹36,3	36,4 – 41,9	42,0 – 47,9	48,0 – 54,9	›55,0
30 – 39	‹35,2	35,3 – 39,1	39,2 – 45,4	45,5 – 52,4	›52,5
40 – 49	‹34,6	34,7 – 38,4	38,5 – 43,7	43,8 – 51,4	›51,5
50 – 59	‹28,9	29,0 – 34,9	35,0 – 39,8	39,9 – 48,9	›49,0
60 – 69	‹24,7	24,8 – 29,7	29,8 – 34,9	35,0 – 45,4	›45,5
70 – 79	‹21,3	21,4 – 24,4	24,5 – 29,7	29,8 – 40,2	›40,3
80 +	‹18,1	18,2 – 22,0	22,1 – 25,5	25,6 – 34,9	›35

PRAXISTIPP

Schätzen Sie Ihre zu erwartenden gesunden Lebensjahre ab

Messen Sie Ihre VO_2max mit einer Fitnessuhr oder lassen Sie sie in einem Leistungsdiagnosezentrum auf einem Fahrradergometer ermitteln. Vergleichen Sie Ihren Wert mit der Tabelle.

TIPP 4

Sport hält Telomere gesund

Im Körper bilden sich ständig neue Zellen und alte werden aussortiert. Das hält ihn gesund. Aber nicht alle Zellen können sich teilen, sondern nur sogenannte adulte Stammzellen. Diese gibt es überall. Aus den Leberstammzellen werden Leberzellen, aus den Nervenstammzellen neue Nervenzellen, aus den Stammzellen im Knochenmark unter anderem Zellen für das Immunsystem sowie rote Blutkörperchen und viele mehr. Obwohl sich Stammzellen immer wieder teilen können, altern sie ebenfalls. Ihr Alterungsprozess wird vor allem durch die Telomere bestimmt.

Telomere sind bestimmte DNA-Abschnitte. Sie enthalten keine Bauanleitungen wie viele andere Bereiche der DNA. Telomere sind Schutzkappen an den Enden der aufgewickelten DNA-Stränge. Aufgewickelte DNA ist übrigens nichts anderes als ein Chromosom. Sind die Chromosomen gut geschützt, entstehen weniger chronische Krankheiten und die Lebenserwartung ist höher.

Geschützte Chromosomen halten das Altern auf

Bis vor wenigen Jahren dachte man, die Länge der Telomere sei allein für den Schutz der Chromosomenenden verantwortlich. Erst mit der Entwicklung superauflösender Mikroskope, die mit dem Nobelpreis 2014 ausgezeichnet wurde, ist es möglich, Telomere sichtbar zu machen. Seitdem weiß man, dass nicht allein die Länge, sondern auch die Form der Telomere entscheidend ist. Telomere bildet so etwas wie Kappen, die sich über die Enden der Chromosomen legen. Je kürzer die Telomere, umso weniger schützen die Kappen. Man könnte es mit Mützen vergleichen, die aus zu wenig Wolle gestrickt und daher zu klein sind. Auch sie schützen bzw. wärmen nicht wirklich.

Sind die Enden der Chromosomen nicht mehr komplett geschützt, beginnt das Problem. Freiliegende DNA wird vom Körper als kaputt bewertet. Das hat weitere negative Konsequenzen. Wird die DNA fälschlicherweise als kaputt bewertet, können sich die Stammzellen nicht weiter teilen. Der Nachschub an neuen Zellen nimmt ab. Das ist übrigens ein typisches Phänomen der Alterung. Andere Stammzellen, mit angeblich beschädigter DNA, werden in den programmierten Zelltod geschickt. Auch das vermindert die Anzahl an Zellen insgesamt. Außerdem müssen die toten Zellen beseitigt werden. Dafür ist das Immunsystem zuständig. Die Beseitigung toter Zellen geht mit Entzündungsreaktionen einher. Das ist ebenfalls typisch für den Alterungsprozess.[8]

Verkürzte oder falsch gefaltete Telomer-Kappen führen auf Zellebene zu Alterung und Tod. Im Organismus tragen diese Veränderungen zur Entstehung chronischer Krankheiten bei, von Herz-Kreislauf-Beschwerden über Krebs bis hin zu Alzheimer, Diabetes und Osteoporose.

Sport hält Telomere intakt

Sport wirkt als Genschalter. Er schaltet Gene zur Bildung eines Enzyms namens Telomerase an. Dieses Enzym verlängert die Telomere. Es trägt somit erheblich zur Verlangsamung des Alterungsprozesses bei.

In einer Metastudie zu Sport und Telomerenlänge werteten Wissenschaftler sieben Untersuchungen mit fast 1000 Teilnehmern aus. Sie kamen zu dem Ergebnis, dass sich besonders Ausdauersport positiv auf die Telomere auswirkt. Der Effekt ist nach sechs Monaten regelmäßigen Sports messbar. Für ein langes und gesundes Leben sollte man daher nicht nur hin und wieder Sport treiben, sondern ein Leben lang.[9]

SELBST-CHECK

Sind meine Telomere verkürzt?

Ich habe nur wenige Muskeln.	j	n
Meine Ausdauer ist schlecht.	j	n
Ich bin häufig gestresst.	j	n
Meine Haare sind grau.	j	n
Meine Haut ist faltig.	j	n
Ich bin übergewichtig.	j	n
Ich sehe in Bezug auf mein biologisches Alter alt aus.	j	n
Ich habe oder hatte Krebs.	j	n
Ich leide an Diabetes Typ 2.	j	n
Ich habe Herz-Kreislauf-Beschwerden.	j	n
Ich leide an Depressionen.	j	n
Ich habe Demenz.[10]	j	n

Je häufiger Sie mit Ja geantwortet haben, umso wahrscheinlicher sind Ihre Telomere stark verkürzt.

TIPP 5

Besser schlafen mit Sport

Wissenschaftler aus den USA werteten 66 Studien, in denen der Zusammenhang zwischen Sport und Schlafqualität untersucht wurde, übergreifend aus. Daten von 2863 Studienteilnehmern flossen dabei ein. Ihr Ergebnis ist eindeutig: Sport verbessert den Schlaf, und zwar direkt. Wer jahrelang keinen Sport betrieben hat und dazu schlecht schläft, der schläft bereits nach einer einzigen Sporteinheit besser. Die Wissenschaftler stellten jedoch auch fest, dass regelmäßiger Sport noch wirkungsvoller ist. Interessanterweise ist bislang noch nicht vollständig bekannt, warum Sport gegen Schlafprobleme hilft. Wahrscheinlich wirken mehrere Faktoren zusammen.

Mehr Sport, mehr Melatonin

Schlaf wird durch den Anstieg des Schlafhormons Melatonin ausgelöst. Erst seit kurzer Zeit ist bekannt, dass es nicht nur in der Zirbeldrüse im Gehirn, sondern auch in jedem einzelnen Mitochondrium gebildet wird. Mitochondrien sind die Kraftwerke der Zellen. Jede Zelle verfügt über Tausende dieser winzigen Untereinheiten. In der Skelettmuskulatur kommen besonders viele vor.

Durch Sport verbessert sich die Gesundheit der Mitochondrien. Beschädigte Bereiche werden abgetrennt und beseitigt. Außerdem bilden sich vermehrt neue Minikraftwerke. Je mehr gesunde Mitochondrien, umso mehr Melatonin wird in ihnen gebildet, umso besser der Schlaf.

Hierbei handelt es sich um eine positive Feedbackschlaufe. Schläft man nachts besser, hat man am nächsten Tag mehr Energie zum Sporttreiben. Das boostet wiederum die Mitochondrien. Durch die erhöhte Anzahl gesunder Mitochondrien entsteht noch mehr Melatonin.

Sport draußen ist besonders effektiv

Tageslicht führt zur zeitweiligen Unterdrückung der Melatonin-Synthese in der Zirbeldrüse wie in den Mitochondrien. Sinkt der Melatoninspiegel am Tag maximal ab, fördert der Anstieg des Melatonins am Abend das Schlafen besonders gut. Licht in Innenräumen reicht meist nicht, damit der Spiegel ausreichend sinkt. Um diesen Effekt genießen zu können, muss man rausgehen. Am besten wirkt die Tageslichtdusche, wenn man sie sich direkt morgens bei einem Lauf gönnt.

Sport verändert die Gedanken

Ein weiterer Effekt ist der Einfluss des Sports auf die Psyche. Während des Sports entstehen vermehrt Endorphine. Umgangssprachlich werden sie auch Glückshormone genannt. Endorphine reduzieren depressive Stimmungen und Ängste. Das wirkt sich positiv auf das Schlafen aus. Gut gelaunt funktioniert es einfach besser. Interessanterweise beeinflussen Endorphine aber nicht die Konzentration des Stresshormons Cortisol.

Abbauprodukt der Energieherstellung macht müde

Im Organismus entsteht Energie in Form von Adenosintriphosphat, kurz ATP. Es handelt sich hierbei um Moleküle, an denen drei Phosphatreste hängen. Geben diese Moleküle einen Phosphatrest wieder ab, wird Energie frei. Mit dieser Energie werden Muskeln bewegt, schlägt das Herz und wird vieles mehr angetrieben.

Während des Sports benötigt der Körper besonders viel ATP. Die Herstellung wird hochgefahren. Nach dem Sport ist dann zu viel ATP im Organismus. Es wird abgebaut, wobei Adenosin entsteht.

Adenosin dockt daraufhin an Nervenzellen an. Es ist ein sogenannter Neurotransmitter bzw. Botenstoff. Adenosin gibt den Nervenzellen das Signal, weniger Dopamin und Noradrenalin auszuschütten. Das macht müde.[11]

Außerdem fördert Adenosin die Ausschüttung von GABA (Gamma-Aminobuttersäure). Dieser Neurotransmitter wirkt beruhigend und lässt besser schlafen.

Weniger chronische Entzündungsreaktionen – besserer Schlaf

Wer Sport treibt, hat mehr Muskeln. Sie wirken entzündungshemmend. Das unterstützt den Schlaf. Chronische Entzündungsreaktionen führen hingegen zu Schlafproblemen. Besonders häufig davon betroffen sind Übergewichtige. Im Fettgewebe werden ständig Stoffe gebildet, die zu chronischen Entzündungen im gesamten Organismus beitragen. Davon können aber auch Normalgewichtige mit geringer Muskelmasse betroffen sein.

Auf das Timing und die passende Sportintensität kommt es an

Sport lässt das Stresshormon Cortisol ansteigen. Daher kann Sport zum falschen Zeitpunkt oder mit zu hoher Intensität genau zum gegenteiligen Effekt führen: zu Schlafproblemen.

Wie stark der Cortisolspiegel durch den Sport ansteigt, hängt vor allem davon ab, wie trainiert man ist. Läuft jemand mit einer relativ schlechten Kondition zehn Kilometer, schießt das Cortisol in die Höhe. Ganz anders bei einer Person mit sehr guter Ausdauer. Bei ihr wird der Cortisolspiegel zwar auch ansteigen, aber viel geringer.

Schläft man nach Sport schlechter als nach einem Tag ohne sportliche Belastung, hat man entweder zu spät am Tag oder zu intensiv trainiert. Jeder Körper reagiert etwas anders, daher sollte man ausprobieren, zu welchen Tageszeiten man welche Intensitäten am besten verträgt.[12]

Noch nicht alle Mechanismen sind bekannt

Wahrscheinlich gibt es weitere Zusammenhänge zwischen Sport und Schlafqualität. Diskutiert werden der Einfluss des Pulses, der gesamten Körperzusammensetzung, der vermehrten Freisetzung des Wachstumshormons, Veränderungen in der Köpertemperatur und einige weitere Mechanismen.[13]

SELBST-CHECK

Wie gut schlafe ich?

Nachdem ich mich zum Schlafen ins Bett lege, bin ich nach 30 Minuten oder schneller eingeschlafen.	j	n
Ich wache nachts gar nicht oder nur einmal auf.	j	n
Wache ich nachts auf, schlafe ich schnell wieder ein.	j	n
Wenn ich morgens aufwache, habe ich das Gefühl, ausreichend geschlafen zu haben.	j	n
Ich verspüre viel Energie am Morgen.	j	n
Über den Tag hinweg werde ich kaum müde.	j	n
Ich fühle mich oft entspannt.	j	n
Ich kann mich gut konzentrieren.	j	n
Ich bin nur selten krank.	j	n

Je häufiger Sie mit Ja geantwortet haben, umso besser ist Ihr Schlaf.

TIPP 6

Sport lässt Gehirnzellen wachsen

Wie gut man denken und sich konzentrieren kann, hängt von den Verbindungen zwischen den Gehirnzellen ab. Neue Verbindungen entstehen, wenn die Konzentration eines ganz bestimmten Proteins im Gehirn hoch ist. Es heißt Brain-Derived Neurotrophic Factor, kurz BDNF. Übersetzen kann man den Namen des Proteins etwa mit »Vom Gehirn stammender und auf die Nerven wirkender Faktor«. Sport führt dazu, dass sich besonders viel BDNF bildet. Sport fördert somit die Konzentrationsfähigkeit, das Gedächtnis und die Intelligenz.

Altersbedingte Vergesslichkeit muss nicht sein

Zunehmende Vergesslichkeit im Alter gilt oft als normal. Ich vertrete da eine andere Meinung. Bei vielen Senioren nimmt die Konzentration von BDNF stark ab. Anders sieht es aus, wenn 70- oder 80-Jährige täglich laufen gehen. Bei ihnen ist die Konzentration viel höher. BDNF ist allerdings nur ein Faktor neben weiteren, die zur Vergesslichkeit im Alter führen. Auch Nährstoffmängel, Insulinresistenz sowie eine zu geringe Flüssigkeitsaufnahme tragen dazu bei.

BDNF, Alzheimer und Parkinson

Bei Alzheimer- und Parkinsonpatienten kommt es im Gehirn zu einer Abnahme von BDNF. Allerdings sind bei den beiden Erkrankungen verschiedene Bereiche des Gehirns betroffen. Die Abnahme von BDNF ist bei Alzheimerpatienten im Hippocampus und im Frontalkortex besonders stark. Der Hippocampus ist ein kleiner, sehr zentral gelegener Bereich des Gehirns. Der Frontalkortex befindet sich direkt hinter der Stirn. Bei Parkinsonpatienten nimmt die Konzentration von BDNF hingegen im Striatum und Motorkortex ab.

Durch die Abnahme der BDNF-Konzentration verlieren Nervenzellen ihre Verbindungen untereinander. Passiert das im Hippocampus, kann man sich keine neuen Ereignisse merken und auch Erinnerungen verschwinden oder Erlerntes aus der Vergangenheit. Reduzieren sich die Zellverbindungen im Frontalkortex, nimmt die Fähigkeit ab, Handlungen zu planen und durchzuführen.

Sport wirkt dem entgegen. Kein Wunder, dass Sport immer noch effektiver ist als die Medikamente, die derzeit gegen Alzheimer eingesetzt werden. Sport ist auch eines der besten Mittel, um Alzheimer erst gar nicht entstehen zu lassen, neben einer Low-Carb-Ernährung natürlich.

Die Abnahme an BDNF im Striatum und motorischen Kortex führt zu den typischen Bewegungsschwierigkeiten von Parkinsonpatienten. Sport wirkt auch hier positiv. Er reduziert den Krankheitsverlauf bei Parkinson erheblich.

Chronischer Stress, Depressionen und das Gehirn

Unter chronischem Stress wird weniger BDNF hergestellt. Gehirnzellen verlieren ihre wichtigen Verbindungen. Viele psychische Erkrankungen wie Depression, bipolare Störungen und Schizophrenie gehen ebenfalls mit einer Abnahme des wichtigen Proteins BDNF einher. Sobald der Stress nachlässt, steigt die BDNF-Synthese wieder und Gehirnzellen werden neu vernetzt.

Sport wirkt nachweislich gegen chronischen Stress, hilft bei Depressionen, bipolaren Störungen und Schizophrenie. Viele Faktoren spielen hier eine Rolle. Die vermehrte Synthese von BDNF ist jedoch ein entscheidender.[14]

TIPP 7

Gesunde Mitochondrien sind das Wesentliche

Fast alle Zellen des Körpers besitzen sie: Mitochondrien. Es sind winzig kleine Untereinheiten der Zellen. Sie befinden sich zu Tausenden in ihnen. Oft machen sie fast ein Viertel des Volumens einer Zelle aus. Mitochondrien bedeuten Leben. Auch Tiere und Pflanzen haben sie in ihren Zellen. Ohne Mitochondrien kein Leben. Aber zwischen Leben und kein Leben gibt es Zwischenstufen – krankes Leben. Fehlerhafte oder zu wenige Mitochondrien sind der Grund dafür.

Vom Energiemangel zu chronischen Erkrankungen

Jede Zelle braucht Energie. Fehlt Energie, schwächelt das Herz, die Leber kann nicht mehr richtig entgiften, das Immunsystem macht schlapp und sogar Gehirnzellen können Informationen nicht mehr so gut speichern oder andere komplexe Aufgaben bewältigen. Mittlerweile wurde mehrfach nachgewiesen, dass sogenannte mitochondriale Dysfunktionen zur Entstehung vieler verschiedener chronischer Erkrankungen beitragen. Mitochondriale Dysfunktion bedeutet nichts anderes als kaputte Mitochondrien. Ist die Energieherstellung aufgrund der defekten Minikraftwerke gestört, kommt es zu Diabetes, Alzheimer und Parkinson, Krebs, Herz-Kreislauf-Erkrankungen und vielem mehr. Ob Mitochondrien vor die Hunde gehen oder nicht, hängt von zwei wichtigen Faktoren ab: von der Ernährung und vom Sport.

Mehr Sport, mehr Mitochondrien, mehr Energie

Sport wirkt als Genschalter. Die Zellen erhalten das Signal, vermehrt neue Mitochondrien zu bilden. Kein Wunder, denn wenn es anstrengend wird, brauchen vor allem die Skelett- und die Herzmuskulatur Energie. Ist es so anstrengend, dass die Energie nicht reicht, senden die

Muskeln das Signal aus: mehr Mitochondrien bitte! Das funktioniert nicht auf der Stelle, aber jede Anstrengung führt dazu, dass sich mehr und mehr Mitochondrien bilden. So bereitet sich der Körper bestmöglich auf die nächste Sporteinheit vor. Das Signal zur Bildung neuer Mitochondrien erhalten aber nicht nur die Muskelzellen, sondern auch alle anderen. So entstehen auch in den Nervenzellen, in der Leber, in allen anderen Organen und in den Zellen des Immunsystems vermehrt neue Mitochondrien. Das reduziert das Risiko vieler chronischer Erkrankungen und fördert sogar die Konzentrations- und Denkfähigkeit.

Gesunde Mitochondrien durch Sport

Sport lässt nicht nur vermehrt neue Mitochondrien entstehen, sondern die vorhandenen werden rundum erneuert. Körperliche Anstrengung führt dazu, dass beschädigte Bereiche der Mitochondrien abgetrennt und beseitigt werden. Der verbleibende Rest wächst wieder nach. Insgesamt sind die Mitochondrien nach so einer Rundumerneuerung leistungsfähiger und gesünder als zuvor.

Durch Sport schließen sich Mitochondrien zusammen

Man sagt zwar, dass sich in jeder Zelle 1000 bis 2000 Mitochondrien befinden, geht es den Mitochondrien allerdings gut, schließen sie sich zu einem großen Mitochondrienkomplex zusammen. Sport fördert diesen Zusammenschluss. Die Mitochondrien werden dadurch noch einmal effektiver und leistungsfähiger.

TIPP **8**

Tschüss Stresshormone

Psychischer und körperlicher Stress lassen eines der wichtigsten Stresshormone ansteigen: Cortisol. Eine kurzzeitige Erhöhung ist ganz normal und führt zu keinerlei körperlichen Folgen. Problematisch wird es, wenn Cortisol dauerhaft erhöht ist. Genau das ist heute weitverbreitet. Zu volle Terminkalender, dauerhafter Schlafmangel, Ängste aufgrund globaler oder persönlicher Situationen und vieles mehr führen dazu. All das lässt den Cortisolspiegel ansteigen. Sport hilft, ihn wieder zu reduzieren.

Cortisol macht krank

Das menschliche Nervensystem besteht aus unterschiedlichen Teilen. Unter anderem gibt es den Teil, der nicht bewusst gesteuert werden kann: das sogenannte autonome Nervensystem. Es unterteilt sich wiederum in den Sympathikus und den Parasympathikus. Der Parasympathikus ist das Nervensystem der Ruhe.

Cortisol aktiviert den Sympathikus. Der Organismus ist auf eine mögliche Gefahr eingestellt. Aber auch intensive Aktivitäten erhöhen den Cortisolspiegel und stellen den Sympathikus an. Der Blutdruck steigt, das Herz schlägt schneller, die Muskulatur spannt sich an, die Schweißproduktion steigt und die Bronchien weiten sich. Vor allem nimmt die Verdauungsaktivität ab. Sie muss warten, bis die Gefahr oder die Aktivität vorüber ist. Sogar die Entsorgung körpereigenen Zellschrotts pausiert, solange der Cortisolspiegel erhöht ist. Außerdem steigt der Blutzuckerspiegel. Gespeicherte Kohlenhydrate werden freigesetzt, damit die Zellen sehr schnell Energie herstellen können. Überdies ist die Synthese neuer Proteine für das Immunsystem für den Bau neuer Zellen oder wichtiger Enzyme für den Stoffwechsel reduziert. Kurz und knapp: Zu viel Cortisol ist ungesund.

Der menschliche Organismus kommt ohne Probleme damit zurecht, wenn der Cortisolspiegel nur einige Minuten oder Stunden erhöht ist. Das gehört zum normalen evolutionären Programm des Körpers. Ist der Cortisolspiegel aber dauerhaft erhöht, führt das zu allerlei problematischen Veränderungen:

- Erhöhter Blutdruck und ein zu schnell schlagendes Herz führen auf Dauer zu Herz-Kreislauf-Problemen. In Deutschland sind koronare Herzerkrankungen der Grund für ungefähr 35 Prozent aller Todesfälle.[15]
- Erhöhte Blutzuckerkonzentrationen bringen die Energieherstellung in den Zellen durcheinander. Das nennt sich zunächst Insulinresistenz, im vorgeschrittenem Stadium Diabetes Typ 2. Die Zellen geraten in eine Energiekrise, was wiederum zur Entstehung vieler verschiedener Zivilisationskrankheiten von Krebs bis hin zu Alzheimer beiträgt.
- Die verminderte Proteinsynthese lässt auf Dauer die Muskulatur schrumpfen. Da in ihr wichtige entzündungshemmende Botenstoffe gebildet werden, nehmen chronische Entzündungsreaktionen zu. Langfristig führen sie zu chronischen Erkrankungen.
- Ist der Cortisolspiegel erhöht, arbeitet das Immunsystem zunächst auf Hochtouren. Auf diesem Prinzip basieren auch cortisonhaltige Medikamente. Cortison wird im Organismus durch ein Enzym zu Cortisol aktiviert. Dauerhaft erhöhte Cortisolspiegel, durch psychischen Stress oder durch die Einnahme von Cortisonpräparaten, schwächen hingegen das Immunsystem. Es gewöhnt sich an das viele Cortisol und reagiert dann nicht mehr auf das Hormon. Ein schwaches Immunsystem erhöht das Krebsrisiko und kann zur Entstehung verschiedener chronischer Erkrankungen beitragen.
- Das Stresshormon lähmt zudem die Verdauung. Zunächst vermindert sich die Nährstoffaufnahme. Langfristig verschlechtert sich die Zusammensetzung der Darmbakterien, und der Darm wird durchlässig (Leaky Gut). All das schadet dem Körper und erhöht das Risiko chronischer Erkrankungen.

Cortisol mit Sport reduzieren

Sport ist eines der effektivsten Mittel, den Cortisolspiegel zu senken. Es ist etwas paradox, denn während der körperlichen Anstrengungen wird viel Cortisol freigesetzt. Allerdings fällt der Cortisolspiegel nach dem Sport ab, und zwar stärker, als er durch den Sport angestiegen ist. So etwas heißt negativer Rückkopplungsmechanismus.

In Kanada führten Wissenschaftler eine interessante Studie mit 57 männlichen Studenten durch. Sie wurden in drei Gruppen eingeteilt. Die erste Gruppe nahm an einem moderaten Training teil, die nächste an einem mit mittlerer Intensität und die Teilnehmer der dritten Gruppe mussten sich 30 Minuten lang intensiv körperlich anstrengen. Nach einer Pause absolvierten sie einen psychischen Stresstest. Sowohl während des Sports als auch während des Psychotests wurden ihre Cortisolspiegel im Speichel überprüft. Das Ergebnis war beeindruckend: Jene, die sich am intensivsten körperlich anstrengen mussten, reagierten auf den Stresstest mit dem geringsten Cortisolanstieg.

Übertragen auf den Alltag heißt das, wer sich regelmäßig körperlich extrem anstrengt, hat einen niedrigeren Cortisolspiegel. Das ist gesund. Wer regelmäßig intensiv Sport treibt, kann zudem mit stressigen Situationen viel besser umgehen und ist auch insgesamt entspannter. Aber auch moderater Sport reduziert den Stresslevel. Nur eben nicht so stark wie intensiver Sport.[16]

SELBST-CHECK

Wie gestresst bin ich?

Mein Nacken und/oder meine Schultern schmerzen häufig.	j	n
Ich schlafe schlecht.	j	n

Mir ist regelmäßig schwindelig.	j	n
Ich bin schnell reizbar.	j	n
Ich schwitze oft stark.	j	n
Ich leide häufig an Kopfschmerzen.	j	n
Meine Brust fühlt sich eng an und/oder ich habe Probleme zu atmen.	j	n
Ich leide an Magenschmerzen.	j	n
Mein Herz rast häufig.	j	n
Mein Immunsystem ist schlecht.	j	n
Ich verspüre selten Lust auf Sex.	j	n
Ich knirsche nachts mit den Zähnen.	j	n
Ich bin häufig traurig.	j	n
Ich habe Heißhungerattacken.	j	n

Je häufiger Sie mit Ja geantwortete haben, umso wahrscheinlicher ist es, dass Sie gestresst sind.

TIPP 9

Den Blutzuckerspiegel senken

Zu viel Zucker im Blut ist eines der größten Gesundheitsprobleme der heutigen Zeit. Zucker ist ein Zellgift und greift direkt die Wände der Blutgefäße an. Das führt zu Arteriosklerose, zu Herzinfarkt und Schlaganfall. Zucker reagiert im Gehirn mit Proteinen. Er führt zur Bildung der gefürchteten Beta-Amyloid-Plaques. Diese Ablagerungen werden als einer der Gründe für das Auftreten von Alzheimer angesehen. Zu hohe Blutzuckerspiegel können auch der Haut zusetzen und Pickel oder Neurodermitis mit auslösen. Hohe Blutzuckerspiegel schaden dem ganzen Organismus.

Das Übel beginnt mit dem Konsum von Zucker und anderen einfach aufgebauten Kohlenhydraten, wie sie in Weißbrot, Nudeln und Pizza vorkommen. Daher sollte man sich Low Carb ernähren. Noch effektiver ist eine Kombination aus Low-Carb-Ernährung und Sport, um den Blutzuckerspiegel zu senken.

Auch Stress, Ängste und Schlafmangel erhöhen den Blutzuckerspiegel

Nicht nur falsches Essen erhöht den Blutzuckerspiegel, auch Adrenalin tut es. Adrenalin ist ein Stresshormon. Adrenalin sorgt dafür, dass gespeicherte Glucose aus der Muskulatur und der Leber in den Blutkreislauf gespült wird. Der Blutzuckerspiegel steigt an. Für eine schnelle Stressreaktion ist das sehr sinnvoll. Im Organismus kann so in kurzer Zeit viel Energie hergestellt werden. Der Körper ist optimal auf die Abwehr einer Gefahr vorbereitet.

Wenn Stress nur wenige Minuten oder Stunden anhält, ist das kein Problem. Dauerstress führt jedoch zu dauerhaft erhöhtem Blutzuckerspiegel. Das löst eine ganze Reihe verschiedener Gesundheitsprobleme aus.

Muskeln saugen Glucose auf und senken den Blutzuckerspiegel

Sport reduziert den Blutzuckerspiegel effektiv. Während des Sports benötigt die Muskulatur besonders viel Energie. Bei hohem Blutzuckerspiegel wird zur Herstellung der Energieteilchen (ATP) Glucose in die Muskelzellen transportiert. Je mehr Muskeln, umso mehr Glucose saugen sie in sich auf. Außerdem spielen Dauer und Intensität des Sports eine Rolle. Ausdauersport senkt den Blutzuckerspiegel merklich. Intensives Krafttraining ist ebenfalls ein effektives Mittel.

Kurze, intensive Work-outs senken besonders effektiv den Blutzucker

Bereits ein Work-out von nur etwa 15 Minuten, mehrmals pro Woche durchgeführt, verbessert den Blutzuckerspiegel nachhaltig. In einer Studie mit fast 100 Diabetes-Typ-2-Patienten wurde festgestellt, dass der Blutzucker bereits nach drei Monaten regelmäßiger Work-outs signifikant abnimmt. Als Marker diente in der Studie der HbA1c-Wert. Mit ihm kann man den durchschnittlichen Blutzuckerspiegel der letzten acht bis zwölf Wochen abschätzen.[17]

Kurze, intensive Work-outs kann man sogar zu Hause durchführen. Hierzu gibt es viele Videos, die auf Youtube, Instagram, TikTok oder anderen Plattformen zu finden sind. Es ist sinnvoll, nach sogenannten HIIT-Work-outs zu suchen. HIIT steht für High Intensity Interval Training, also für ein Intervalltraining mit hoher Intensität. Wer jedoch bislang wenige Erfahrungen mit Sport und den Reaktionen seines Körpers auf Sport gemacht hat, sollte etwas vorsichtig mit diesen Anleitungen oder Apps sein. Da bietet sich eher ein Kurs im Fitnessstudio oder Sportverein an. Mehr dazu in Tipp 74.

Mehr Sport wirkt sich noch besser auf den Blutzuckerspiegel aus. Aber für sportlich wenig Aktive sind kurze Work-outs ideal – und auf alle Fälle besser, als keinen Sport zu betreiben.

TIPP 10

Weg mit überschüssigem Insulin

Insulin ist lebensnotwendig. Das Hormon reguliert, ob Glucose oder Fette für die Energieherstellung genutzt werden. Da hohe Blutzuckerspiegel schädlich sind, sorgt Insulin dafür, dass der Zucker aus den Blutgefäßen geschafft wird. Auf hohe Blutzuckerspiegel folgen somit hohe Insulinspiegel. Nur irgendwann schafft es das Insulin nicht mehr, den Blutzucker unten zu halten.

Insulin reguliert jedoch viel mehr als nur den Energiestoffwechsel. Insulin wirkt auf die Schilddrüse, auf die Herstellung der Geschlechtshormone und sogar auf den Harnstoffzyklus zur Entgiftung des gefährlichen Ammoniaks. Damit im Körper alles funktioniert, müssen die Zellen richtig auf Insulin reagieren können. Bei ungefähr einem Viertel bis zur Hälfte der Bevölkerung in den Industrienationen ist das jedoch nicht der Fall. Sie leiden an einer sogenannten Insulinresistenz, der Vorstufe von Diabetes Typ 2. Die wenigsten wissen von ihrem Leiden, da Patienten nicht systematisch daraufhin untersucht werden. Das Problem wird jedoch als Epidemie des 21. Jahrhunderts bezeichnet.

Wenn Zellen auf Insulin nicht mehr richtig reagieren

Nach einer kohlenhydratreichen Mahlzeit steigt der Insulinspiegel an. Die Ernährung, die in unseren Breiten immer noch weitverbreitet ist, mit viel Brot und Brötchen, Nudeln, Pizza und Süßigkeiten, kann schnell dazu führen, dass der Insulinspiegel dauerhaft erhöht ist. Das ist ein riesiges Problem, denn irgendwann reagieren die Zellen nicht mehr richtig auf das Hormon. Dann ist die Insulinresistenz da.

Der dauerhaft erhöhte Insulinspiegel führt dazu, dass immer weniger Insulinrezeptoren hergestellt und in den Zellmembranen integriert werden. Dann befindet sich zwar viel Insulin im Blut, aber die Zellen reagieren auf das Insulin nicht mehr. Sie werden sozusagen taub gegenüber dem Hormon. Das bemerkt wiederum die Bauchspeicheldrüse, die daraufhin immer mehr Insulin herstellt. Der Insulinspiegel steigt und steigt. Auf Dauer überfordert das die Bauchspeicheldrüse, und sie stellt die Insulinherstellung fast ein. Dann ist Diabetes Typ 2 Realität geworden. Aber schon Jahrzehnte vorher führen die fehlenden Insulinrezeptoren zu erheblichen Problemen. Vor allem funktioniert die Energieherstellung in den Zellen nicht mehr richtig. Fehlt den Zellen Energie, können sie nicht mehr alle ihre Aufgaben erledigen. Das führt zu jeder Menge verschiedener chronischer Erkrankungen.

Muskeln reduzieren den Insulinspiegel, aber Sport allein wirkt keine Wunder

Eines vorweg: Eine schlechte Ernährung, sprich zu viele Kohlenhydrate, kann man nicht allein mit Sport ausgleichen. Es braucht beides, Low-Carb-Ernährung und Sport. Beides reduziert den Blutzuckerspiegel, woraufhin auch der Insulinspiegel fällt. Bleibt der Insulinspiegel unten, bilden sich wieder vermehrt Insulinrezeptoren. Die Zellen reagieren dann wieder auf das Hormon. Einige chronische Erkrankungen heilen allein nur dadurch.

Muskeln saugen Blutzucker auf. Je mehr Muskeln, umso besser. Der niedrige Blutzucker sorgt dafür, dass auch der Insulinspiegel unten bleibt.

Krafttraining führt zu einer besonders schnellen und effektiven Zunahme der Muskelmasse. Krafttraining ist zudem wichtig, damit Muskeln nicht wieder abgebaut werden. Use it or lose it, also benutze sie oder verliere sie. Muskeln brauchen ständige Anstrengungsreize. Aber auch Ausdauersport wirkt sich regulierend auf den Insulinspiegel aus.

Wissenschaftler aus den USA fanden heraus, dass eine Kombination aus Kraft- und Ausdauersport besonders wirksam ist, um eine vorhandene Insulinresistenz zu heilen.[18]

TIPP 11

Körperfett loswerden

Fettzellen sind ein ernsthaftes Gesundheitsproblem. In ihnen entstehen verschiedene entzündungsfördernde Botenstoffe, die sich daraufhin im gesamten Körper verteilen. Es kommt zu chronischen Entzündungsreaktionen. Sie werden auch Silent Inflammation genannt. Man spürt die Entzündungen nicht, sie haben trotzdem ernst zu nehmende Auswirkungen auf die Gesundheit. Zu viel Körperfett und Übergewicht erhöhen das Krankheitsrisiko. Besonders häufig treten Diabetes Typ 2, einige Krebserkrankungen, Herz-Kreislauf-Beschwerden, Fettleber, Osteoporose, Erkrankungen der Gallenblase und Nierenprobleme auf. Übergewicht kann sogar Schwangerschaften verkomplizieren. Körperfett beeinflusst selbst das Hungergefühl. Es wird immer größer. Wodurch das Übergewicht noch weiter zunimmt. Wer die gesundheitlichen Probleme, die durch zu viel Körperfett entstehen, abwenden möchte, dem bleibt nichts anderes übrig als abzunehmen.

Das abgelagerte Fett muss weg

Fett verschwindet nur, wenn es aus den Fettzellen transportiert und dann zur Energieherstellung in den Mitochondrien verwendet wird. Besonders geeignet sind dafür die Mitochondrien in der Muskulatur. Leider muss dafür im Körper einiges richtig laufen, damit das passiert. Eine Schlüsselrolle nimmt dabei das Hormon Insulin ein.

Hoher Insulinspiegel – keine Fettverbrennung

Mitochondrien können Energie sowohl aus Glucose als auch aus Fetten herstellen. Glucose ist ein Einfachzucker. Er kommt im normalen Haushaltszucker vor, entsteht aber auch im Organismus, wenn einfach aufgebaute Kohlenhydrate verzehrt werden. Fällt der Glucosespiegel im Blut unter ein bestimmtes Niveau, schalten die

Mitochondrien um. Dann verwenden sie Fette zur Herstellung von Energie.

Das Umschalten zwischen der Energieherstellung aus Glucose und Fetten wird durch Insulin gesteuert. Ist der Insulinspiegel hoch, wird Glucose in die Mitochondrien transportiert. Insulin blockiert den Transport von Fetten in die Mitochondrien aktiv. Es hemmt ein bestimmtes Transportprotein. Es heißt Carnitin-Acyltransferase. Fette im Fettgewebe bleiben somit unberührt. Abnehmen ist daher bei einem hohen Insulinspiegel unmöglich.[19]

Hoher Insulinspiegel führt zu noch mehr Körperfett

Ein hoher Insulinspiegel ist ein doppeltes Problem. Einerseits werden keine Fette für die Energieherstellung genutzt. Anderseits gibt Insulin das Signal, noch mehr Fette zu bilden. Bei einem hohen Insulinspiegel wird ein Produkt aus dem Glucosestoffwechsel in Triglyceride umgebaut. Die Triglyceride werden daraufhin ins Fettgewebe transportiert und dort zur weiteren Einlagerung noch einmal umgebaut.

Mit Low-Carb-Ernährung und Sport den Insulinspiegel senken

Insulin reagiert direkt auf den Blutzuckerspiegel. Fällt der Blutzucker, sinkt kurze Zeit später auch der Insulinspiegel. Sport und Low-Carb-Ernährung sind die beiden besten Wege, um das zu erreichen.

Der Blutzucker bleibt relativ niedrig nach einer großen Portion Gemüse oder Salat mit einem Stück hochwertigem Fleisch, Fisch oder Geflügel. Der Blutzucker bleibt auch relativ niedrig nach dem Verzehr von Nüssen und Samen, Eiern oder Oliven. Bleibt der Blutzucker unten, steigt auch nicht der Insulinspiegel. Der Weg zur Herstellung von Energie aus abgelagerten Fetten ist frei. Die Kilos purzeln.

Sport reduziert den Blutzucker noch einmal in besonderem Maße. Während körperlicher Anstrengung nimmt die Skelettmuskulatur besonders viel Glucose aus dem Blut auf. Dieser Transport funktioniert sogar unabhängig von Insulin. Sport lässt den Blutzuckerspiegel fallen, woraufhin auch der Insulinspiegel fällt. Der Weg zur Herstellung von Energie aus abgelagerten Fetten ist frei. Die Kilos purzeln.

Wenn die Pfunde erst einmal nicht purzeln: dranbleiben!

Bei manchen Menschen purzeln die Kilos erst einmal nicht, obwohl sie auf Kohlenhydrate verzichten und Sport treiben. Das ist natürlich sehr frustrierend. Man möchte abnehmen, macht alles richtig und ... nichts passiert. Die Waage zeigt keine einzige Veränderung. Das liegt an der Insulinresistenz. Die Zellen reagieren noch nicht wieder richtig auf Insulin. Es müssen sich erst wieder mehr Insulinrezeptoren bilden. Das kann Wochen bis Monate dauern. Auch wenn die Pfunde nicht purzeln, sollte man sich daher nicht abschrecken lassen. Man ist auf dem richtigen Weg. Früher oder später werden die Pfunde purzeln.

PRAXISTIPP !

Stellen Sie mit zwei einfachen Methoden fest, ob Ihr Körperfettanteil zu hoch ist

- Springen Sie nackt vor einem Ganzkörperspiegel auf und ab. Wackeln Ihre Oberschenkel, Hüften und/oder Ihr Bauch? Wenn ja, ist das ein Anzeichen für zu viel Körperfett.
- Messen Sie den Umfang Ihrer Taille. Führen Sie folgende Rechnung durch:

$$\frac{\text{Körpergröße [cm]}}{\text{Taillenumfang [cm]}} = \ ?$$

Liegt Ihr Wert unter zwei, ist Ihr Körperfettanteil zu hoch.

TIPP **12**

Das Lymphsystem aktivieren

Neben dem Blutsystem durchzieht ein weiteres Gefäßnetz den menschlichen Organismus. Es ist für die Abfallentsorgung zuständig. Ohne Lymphsystem ist der Mensch nicht lebensfähig.

Der Abfall muss weg

Im Gegensatz zum geschlossenen Blutkreislauf ist das Lymphsystem offen. Im ganzen Körper sind winzige Lymphkapillare verteilt. Sie beginnen in allen Gewebearten. Die winzigen Kapillare schließen sich zu größeren Gefäßen zusammen, die den eingesammelten Müll und die Flüssigkeit zu den Lymphknoten transportieren.

Über das Blut wird jede Zelle mit Nährstoffen und mit Flüssigkeit versorgt, denn die Zellen ersetzen ihre Zellflüssigkeit kontinuierlich. Wo Flüssigkeit hintransportiert wird, muss sie auch wieder weg. Dafür ist das Lymphsystem verantwortlich.

In den Zellen entstehen aber auch jede Menge Stoffwechselprodukte, mit denen die Zellen nichts mehr anfangen können. Auch die müssen weg. Diese Aufgabe übernimmt ebenfalls das Lymphsystem.

Lymphknoten als Kläranlagen

Über die Lymphgefäße gelangt die Lymphflüssigkeit zu den Lymphknoten. Die Lymphflüssigkeit enthält bestimmte Immunzellen. Es handelt sich hierbei um weiße Blutkörperchen, auch Lymphozyten genannt.

In den Lymphknoten sind besonders viele Lymphozyten aktiv. Sie bekämpfen Bakterien, Viren oder andere Fremdstoffe. Daher schwellen die Lymphknoten auch bei bestimmten Erkrankungen an. In den Lymphknoten sind zudem Enzyme aktiv, die bestimmte Stoffwechselabfälle recyclen. In den Lymphknoten wird die Lymphe gereinigt. Sie sind so etwas wie Kläranlagen. Danach fließt die Lymphe in ein großes

Lymphgefäß. Dieses mündet in die linke Schlüsselbeinvene. So gelangen die vorgereinigte Flüssigkeit und die recycelten Stoffe wieder in den Blutkreislauf.

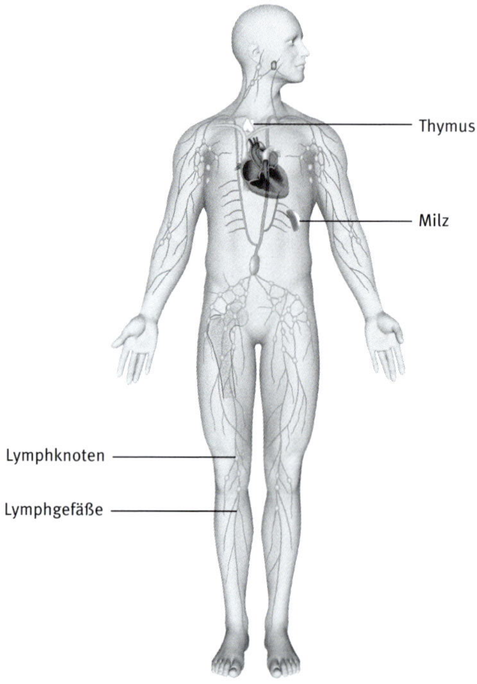

Das Lymphsystem (vereinfachte Darstellung)

Gutes Abwassersystem – gesunder Körper

Funktioniert das Lymphsystem gut, werden Stoffwechselabfälle ordentlich recycelt, Bakterien und Viren gründlich bekämpft und Giftstoffe entfernt. Die Zellen und ihre Zwischenräume bleiben sauber. Diese Sauberkeit ist sehr wichtig für einen gesunden Organismus. Arbeitet das Lymphsystem nicht richtig, verdrecken Zellen und auch Zellzwischenräume. Außerdem gelangt verschmutzte Lymphe in den Blutkreislauf. Ganz schleichend leidet der Organismus an einer Art Vergiftung.

Erste Anzeichen können Müdigkeit, chronische Kopfschmerzen und Leistungsabfall sein. Auf Dauer trägt das zur Entstehung chronischer Erkrankungen bei.

Das Lymphsystem braucht Sport

Alle Adern sind von glatter Muskulatur umhüllt. Sie kontrahiert regelmäßig und unterstützt somit den Blutfluss. Die kleinen Gefäße des Lymphsystems haben das nicht. Damit Flüssigkeit in ihnen transportiert wird, sind sie auf Bewegung angewiesen.

Die etwas größeren Lymphgefäße sind zwar mit glatter Muskulatur umgeben. Da das Lymphsystem aber kein eigenes Herz hat, reichen die Kontraktionen der glatten Muskulatur oft nicht aus, um die Lymphe in angemessener Geschwindigkeit zu transportieren. Auch die größeren Lymphgefäße sind daher auf Bewegung angewiesen. Die Kontraktionen der Skelettmuskulatur drücken die Lymphgefäße zusammen. Entspannt sich der Skelettmuskel wieder, weitet sich das Lymphgefäß. Diese sogenannten Kompressionskräfte bringen die Lymphe in Bewegung.

Bei hoher körperlicher Belastung vervielfacht sich die Fließgeschwindigkeit im Lymphsystem. Körperliche Belastung beschleunigt das körpereigene Abwassersystem erheblich. Ist das nicht wunderbar? Sie gehen laufen und werden dabei von innen gereinigt.

SELBST-CHECK

Wie gut arbeitet mein Lymphsystem?

Mein Körper fühlt sich häufig steif an.	j	n
Ich leide oft an Schmerzen.	j	n
Ich bin fast ständig müde.	j	n
Ich habe häufig Kopfschmerzen.	j	n
Ich leide regelmäßig an Verstopfung.	j	n
Mein Stuhlgang ist unregelmäßig.	j	n
Ich leide am chronischen Fatigue-Syndrom.	j	n
Meine Haut ist trocken und/oder juckt.	j	n
Ich leide an Akne oder anderen Hautentzündungen.	j	n
Meine Arme und/oder Hände sind geschwollen.	j	n
Meine Beine und/oder Füße sind geschwollen.	j	n
Meine Nasennebenhöhlen sind häufig entzündet.	j	n
Ich habe Schwierigkeiten, mich zu konzentrieren.	j	n

Je häufiger Sie mit Ja geantwortet haben, umso wahrscheinlicher arbeitet Ihr Lymphsystem nicht richtig.

TIPP 13

Muskeln für starke Knochen und zum Schutz der Gelenke

Muskeln, Knochen und Gelenke reagieren auf die täglichen Anforderungen. Werden sie durch Sport gefordert, werden sie stark. Muskelwachstum sieht und spürt man. Starke Knochen spürt man nicht direkt.

Wenn Muskeln an den Knochen ziehen

Jeder Skelettmuskel ist an beiden Enden über Sehnen mit einem Knochen verbunden. Wird der Muskel bewegt, bewegt sich nicht nur das Skelett, es wirken auch starke Kräfte auf die Knochen. Die Bewegungsreize geben den Knochenzellen das Signal, die Knochenmatrix zu verstärken. Sie besteht vor allem aus Proteinen. Die Bewegungsreize geben den Knochenzellen auch das Signal zur Einlagerung von Mineralstoffen. Außerdem bilden sich vermehrt Blutgefäße in den Knochen. Die Versorgung mit Sauerstoff und Nährstoffen steigt. Das ist für die Knochen sehr gesund. Regelmäßiger Sport macht somit die Knochen stark. Starke Knochen brechen nicht so leicht bei Stürzen. Sport beugt Osteoporose vor.

Starke Knochen können aber noch mehr

Mit starken Knochen sind Sie sportlich leistungsfähiger. Im Alter tragen sie dazu bei, weiterhin gut die Balance halten zu können. Starke Knochen machen eine aufrechte Körperhaltung möglich. Sie wirken sich sogar auf das gesamte Körpergefühl aus. Sie fühlen sich jung, wenn ihre Knochen stark sind!

Use it or lose it (Benutze sie oder verliere sie)

Diese oft verwendete englische Redewendung trifft auch auf Muskeln und Knochen zu. Werden sie zu wenig beansprucht, schrumpfen sie dahin. Muskeln sieht man es an. Knochen leider nicht direkt. Allerdings sollten schlaffe Muskeln als Warnsignal verstanden werden. Sind die Muskeln schlaff, erhalten die Knochen nicht mehr ausreichende Reize, sie werden ebenfalls immer schwächer.

Starke Muskeln sind der beste Gelenkschutz

Arthrose ist die häufigste Gelenkerkrankung. Im Gegensatz zur rheumatoiden Arthritis entsteht sie nicht durch Entzündungen, sondern durch Verschleiß. Viele denken, die Gelenke verschleißen, weil sie gebraucht werden. Es würde sich um eine mechanische Abnutzung handeln.

Das Gegenteil ist der Fall. Gelenke verschleißen, weil die umliegende Muskulatur zu schwach ist. Eine schwache Muskulatur kann die vielen kleinen Stöße nicht abfangen, die sich bei jedem Schritt und anderen Bewegungen ergeben. Jeder Stoß landet im Gelenk. Es ist in etwa so, als ob die Stoßdämpfer fehlen. Darunter leiden natürlich die Gelenke.

Gelenkschutz geht bei Übergewicht verloren

Muskeln können nur eine bestimmte Masse abfangen. Bei Übergewicht sind sie meist überfordert. Man kann sich dies vorstellen wie ein schweres Fahrzeug, welches mit zu schwachen Stoßdämpfern ausgestattet ist. Kein Wunder, dass Übergewicht als Risikofaktor für Arthrose gilt. Betroffene sollten nicht nur ihre Muskulatur stärken, sondern vor allem auch Gewicht verlieren.

TIPP 14

Flexibilität gegen Gelenkschmerzen

Rückenschmerzen vom vielen Sitzen oder vom schweren Arbeiten auf dem Bau. Nackenschmerzen vom Autofahren, Schulterschmerzen vom Babytragen oder dem Schleppen schwerer Taschen. Meist handelt es sich um Verspannungen. Am besten verschwinden die Schmerzen wieder mit regelmäßigen Dehnübungen bzw. Stretching. Manchmal ist der Grund aber auch ein anderer. Mit einem heißen Bad können Sie leicht feststellen, ob der Grund eine Verspannung ist. Lassen die Schmerzen nach, war sie der Übeltäter.

Muskeln verspannen und erzeugen Druck

Muskeln arbeiten immer mit mehreren anderen Muskeln zusammen. Beispielsweise sorgen Bauch-, Rücken- und Hüftmuskeln dafür, dass wir aufrecht stehen. Verkürzen die Bauchmuskeln durch ständiges Sitzen, beugen sie den Oberkörper nach vorn. Damit wir trotzdem aufrecht stehen, ziehen die Muskeln im Rücken und im Hüftbereich umso stärker. Das erzeugt einen Druck auf die Wirbelsäule und der tut weh. Ähnliches passiert, wenn wir zu lange in einer bestimmten Haltung körperliche Arbeiten verrichten oder schwer tragen.

Rheuma ist es meistens nicht

Rückenschmerzen sind Volksleiden Nummer eins. Viele Betroffene haben Angst, es könne sich um rheumatoide Arthritis handeln. Oft springen Hausärzte auf den Zug auf und lassen Rheumafaktoren untersuchen. Mit gutem Ergebnis, denn Rheuma ist es meistens nicht.

Der Hausarzt kann dann nicht viel tun, außer Schmerzmittel zu verschreiben. Doch die lösen das Problem nicht. Gelenkschmerzen aufgrund von Verspannungen können Sie nur selbst heilen, und zwar mit regelmäßigem Dehnen bzw. Stretching. Oft ist auch der Aufbau der Muskulatur nötig. Das hören viele Patienten nicht so gerne, sie würden lieber ein Medikament verschrieben bekommen.

Besser dehnen, als Schmerzmittel einzunehmen

Bei sehr starken Verspannungen können Schmerzmittel sinnvoll sein. Sie verändern zunächst nur die Wahrnehmung des Schmerzes. Die Schmerzauslöser verändern sich nicht. Lässt allerdings der Schmerz nach, entspannt die Muskulatur etwas. Bei akuten, starken Schmerzen kann das sehr wichtig sein.

Auf Dauer lösen Schmerzmittel nicht das Problem. Die häufige Einnahme von Schmerzmitteln ist zudem ungesund. Mehr dazu in Tipp 71.

Dehn- bzw. Stretching-Übungen lassen die Muskulatur wieder entspannen. Sie helfen bei akuten Schmerzen. Außerdem sind sie die beste Prävention vor erneut auftretenden Schmerzen. Wer zweimal wöchentlich ein intensives Stretching-Programm absolviert, beugt vielen Muskelverspannungen vor. Aber selbst das kurze Dehnen der Nackenmuskulatur während einer Pause bei langen Autofahrten lohnt sich. Genauso wie das kurze Aufstehen vom Schreibtisch und das Durchführen einiger Dehnübungen.

Dehnung beugt Arthrose vor

Arthrose entsteht meist aufgrund fehlender Muskulatur. Aber auch Dauerverspannungen erhöhen den Druck auf die Gelenke und tragen dadurch zur Entstehung von Arthrose bei. Regelmäßiges Dehnen bzw. Stretching befreit daher von Arthroseschmerzen und beugt der Erkrankung vor.

SELBST-CHECK

Wie flexibel bin ich?

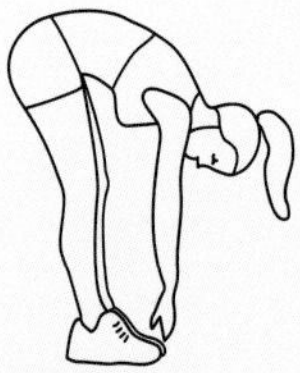	Ich kann mich entlang meiner durchgestreckten Beine nach vorne beugen und mit den Händen meine Zehenspitzen berühren.	ja ☐ fast ☐ entfernt ☐ weit entfernt ☐
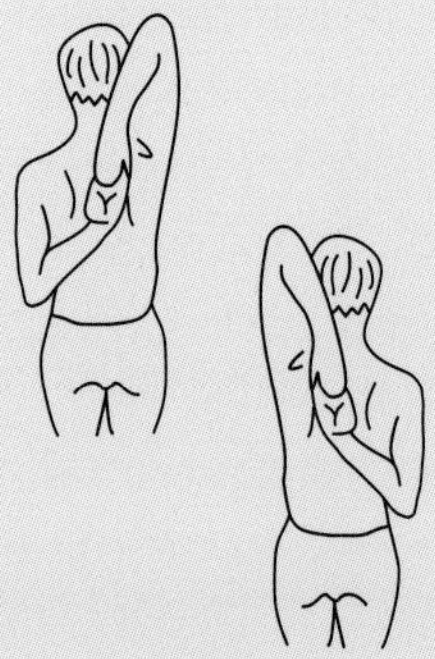	Ich kann meine Arme auf dem Rücken verschränken und meine Hände berühren.	**rechter Arm:** ja ☐ fast ☐ entfernt ☐ weit entfernt ☐ **linker Arm:** ja ☐ fast ☐ entfernt ☐ weit entfernt ☐
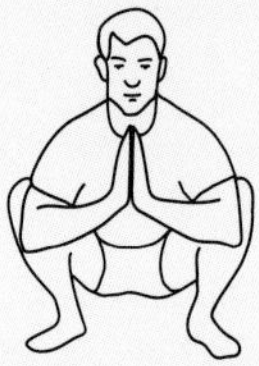	Ich kann in die Hocke gehen und beide Fersen behalten Bodenkontakt.	ja ☐ fast ☐ entfernt ☐ weit entfernt ☐
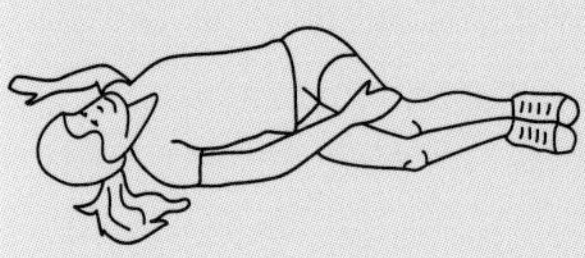	Ich kann mich auf den Boden legen und meine Beine zur Seite drehen, bis das untere Bein den Boden berührt, und gleichzeitig mit dem gesamten Schulterbereich Bodenkontakt behalten.	ja ☐ fast ☐ entfernt ☐ weit entfernt ☐

Je häufiger Sie »entfernt« oder »weit entfernt« angekreuzt haben, umso wichtiger ist es für Sie, Ihre Flexibilität zu steigern.

TIPP **15**

Sarkopenie keine Chance geben

Ohne Sport nimmt die Muskulatur ab dem 30. Lebensjahr ab. Laut Ingo Froböse, Professor an der Deutschen Sporthochschule Köln, geht pro Jahr ungefähr ein Prozent der Muskelmasse verloren. Die meisten Menschen verlieren bis zum 80. Lebensjahr zwischen 30 und 50 Prozent.[20] Man spricht von Sarkopenie. Sie ist mittlerweile Volkskrankheit. Sie ist aber die Spitze des Eisberges, denn bei vielen beginnt der Verlust von Muskelmasse bereits ab einem Alter von 30 Jahren, wenn sie nicht gezielt Sport treiben.

Fehlende Muskeln sind ein häufiger Grund, warum ältere Menschen ins Pflegeheim müssen. Sie haben schlichtweg nicht mehr die Kraft, ihren Haushalt zu führen, zu duschen oder auf die Toilette zu gehen.

Sarkopenie verläuft schleichend

Zu Beginn des Muskelschwunds nimmt die Bewegungsfreiheit ab. Bestimmte Bewegungen sind dann nicht mehr möglich, wie beispielsweise das Aufstehen aus dem Schneidersitz ohne die Hilfe der Arme. Im fortgeschrittenen Stadium nehmen Gelenkschmerzen zu. Muskeln vermindern die Krafteinwirkungen auf die Gelenke. Nimmt die Muskulatur ab, drücken die Knochen immer mehr auf die Knorpel. Das tut weh. Besonders betroffen sind oft Hüft- und Kniegelenke. Im weit fortgeschrittenen Stadium der Sarkopenie haben Betroffene Schwierigkeiten, Treppen zu steigen, sich hinzusetzen und wieder aufzustehen oder sich während der Körperpflege entsprechend zu bewegen.

Heutige Kinder und Jugendliche werden besonders betroffen sein

Kinder und Jugendliche bewegen sich heute viel weniger als jene vor 20, 30 oder 40 Jahren. Sie haben im Jugendalter oder als junge Erwachsene schon zu wenige Muskeln. Nimmt die bereits geringe Muskelmasse mit zunehmendem Alter weiter ab, wird es problematisch. Das kann sich direkt auf die Lebensqualität auswirken. Das will doch eigentlich keiner! Übrigens sind Menschen mit fehlender Muskulatur nicht unbedingt dünn. Viele sind sogar korpulent, da der Anteil an Fettmasse sehr hoch ist.

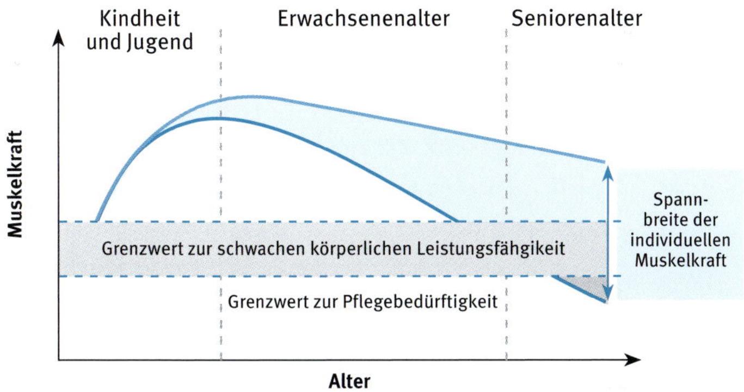

Verlust der Muskelmasse bei sportlich Aktiven und sportlich Inaktiven[21]

Keine Kraft – keine Bewegung

Wenn die Kraft schwindet, bleiben viele Senioren lieber auf dem Sofa sitzen, als dass sie spazieren gehen oder sogar laufen. Kein Wunder, denn jede Bewegung ist anstrengend. Eigentlich müssten sie genau anders reagieren, sie müssten sich umso mehr bewegen. Außerdem sollten sie mehr Proteine zu sich nehmen, denn auch Proteine sind für den Erhalt und den Aufbau der Muskulatur wichtig

Weniger Muskeln – zunehmende Insulinresistenz

Muskulatur ist der Blutzuckerverbraucher Nummer eins. Nimmt die Muskelmasse ab, saugt sie weniger Blutzucker auf. Insbesondere bei einer als normal geltenden Ernährung mit vielen Kohlenhydraten. Zunächst steigt der Blutzucker an und dann der Insulinspiegel. Irgendwann reagieren die Muskelzellen nicht mehr richtig auf Insulin, sie sind insulinresistent.

Zunehmende Insulinresistenz – fehlender Muskelschutz

Insulin schützt Muskeln vor dem Abbau. Reagieren Muskelzellen aber nicht mehr richtig auf Insulin, nimmt die schützende Wirkung des Hormons ab. Muskeln verschwinden. Betroffene werden noch schwächer, ihr Blutzucker- und ihr Insulinspiegel steigen weiter und immer mehr Muskeln werden abgebaut.

Sport ist das wichtigste Mittel gegen Sarkopenie

Nur durch körperliche Anstrengung lässt sich der Prozess des Muskelschwunds aufhalten oder umkehren. Besonders wichtig ist Kraftsport. Er allein wird aber keine Wunder wirken. Der Organismus braucht auch alle Nährstoffe für den Aufbau der Muskulatur. Mehr dazu in den Tipps 33 und 37.

TIPP **16**

Nutzen Sie das Wunder namens Laktat

Laktate sind Salze der Milchsäure. Sie entstehen, wenn man sich so sehr anstrengt, dass die Zellen der Skelettmuskulatur mit der normalen Energieherstellung nicht hinterherkommen. Für die normale Energieherstellung wird Sauerstoff benötigt. Sie heißt aerob. Reicht die Energie nicht mehr, kann der Körper auf ein Turbo-Programm umschalten. Der Prozess der Energieherstellung wird verkürzt. So kann sehr schnell mehr Energie bereitgestellt werden. Pro verwertetes Glucosemolekül entstehen jedoch weniger Energiepartikel (ATP). Das Turbo-Programm ist daher zwar schneller, aber ineffizienter als die normale Energieherstellung. Für das Turbo-Programm wird kein Sauerstoff benötigt, es heißt anaerob.

Laktat entsteht während der anaeroben Energieherstellung. Lange Zeit dachte man, dass hohe Laktatkonzentrationen der Grund für Muskelkater sei. Der Rückschluss ist allerdings nicht logisch, denn die Laktatkonzentration ist während der Anstrengung und kurz danach besonders hoch. Muskelkater stellt sich erst nach Stunden oder am Folgetag ein. Laktat hängt aber seitdem ein etwas schlechtes Image an. Absolut zu Unrecht, wie neue wissenschaftliche Erkenntnisse zeigen.

Laktat kann direkt wieder zur Energieherstellung genutzt werden

Die Energieherstellung des menschlichen Körpers ist ein sehr ausgeklügeltes System, das auf viele verschiedene Situationen reagieren kann. Laktat, welches bei der anaeroben Energieherstellung entsteht, kann sogar direkt wieder zur Herstellung von Energiemolekülen (ATP) genutzt werden. Was für eine Kreislaufwirtschaft!

Laktat in Herz, Leber und der Muskulatur

Entsteht während intensiver körperlicher Anstrengung Laktat in der Muskulatur, wird ein Teil zum Herzen transportiert, wo es ebenfalls der Energieherstellung dient.

In der Leber kurbelt Laktat die Herstellung von Glucose an. Diese wird daraufhin in die Muskulatur transportiert. Nimmt die Anstrengung ab und die Zellen schalten wieder auf die aerobe Energieherstellung um, steht ihnen sofort viel Glucose zur Verfügung.

Nach dem Sport sorgt Laktat zudem dazu, dass die Energiespeicher in der Muskulatur, die sogenannten Glykogenspeicher, schnell wieder gefüllt werden.

Laktat fördert das Muskelwachstum

Hohe Laktatkonzentrationen in der Muskulatur stimulieren das Muskelwachstum. Ein genialer Prozess. Denn während eines intensiven Trainings kann es zu winzigen Verletzungen in der Muskulatur kommen. Sie sind übrigens auch der Grund für den schmerzhaften Muskelkater. Diese Verletzungen sind zwar nicht schädlich, müssen aber trotzdem repariert werden. Laktat ist einer der Stoffe, der das Signal dazu gibt.

Auch ohne winzige Verletzungen sorgt Laktat dafür, dass nach intensivem Training die Muskelmasse zunimmt. Die Muskulatur ist damit auf die nächste Anstrengung besser vorbereitet.

Laktat reguliert die Runderneuerung der Mitochondrien

Mitochondrien, das sind die Minikraftwerke, die sich in jeder Zelle befinden, werden regelmäßig beschädigt. Besonders Bewegungsmangel sowie der Verzehr vieler einfach aufgebauter Kohlenhydrate setzen ihnen zu. Sie funktionieren dann nicht mehr richtig. Ein bestimmtes Protein sorgt dafür, dass die beschädigten Bereiche der Mitochondrien abgetrennt und beseitigt werden. Laktat beeinflusst die Aktivität dieses Proteins und fördert somit die Erneuerung der Mitochondrien. Gesunde Mitochondrien sind essenziell für ein gesundes und langes Leben.

Laktat lässt den Testosteronspiegel ansteigen

Steigt die Laktatkonzentration in der Muskulatur, wirkt es bei Frauen wie bei Männern als Signal zur vermehrten Herstellung von Testosteron. Testosteron führt wiederum zum Aufbau der Muskulatur. Es fördert zudem die Bildung roter Blutkörperchen, was ebenfalls eine leistungssteigernde Wirkung hat, und stärkt außerdem den Willen.

Laktat fördert die Gedächtnisfähigkeit

Während anstrengender sportlicher Aktivitäten wird Laktat bis ins Gehirn transportiert. Auch hier dient es der Herstellung von Energie. Laktat wirkt aber auch auf die Nervenzellen. Es gibt das Signal zur neuen Verknüpfung der Nervenzellen. Dieser Vorgang wird Neuroplastizität genannt. Er ist für das Lernen und Erinnern sehr wichtig. Körperliche Anstrengung führt somit dazu, dass wir uns Dinge besser und länger merken können.[22] Körperliche Aktivität wird schon lange als eines der besten Mittel gegen Alzheimer propagiert.

Nur während intensiver Anstrengung entsteht genug Laktat

Laktat entsteht, wenn es richtig anstrengend ist. Damit die hier beschriebenen Prozesse einsetzen, muss die Laktatkonzentration im Blut über 5 mmol/l steigen. Das passiert nur, wenn im anaeroben Bereich Sport betrieben wird. Ab wann der anaerobe Stoffwechsel einsetzt, ist individuell unterschiedlich. Generell geht man davon aus, dass er ungefähr bei einem Pulsbereich über 80 Prozent des Maximalpuls beginnt. Moderne Fitnessuhren geben einen ungefähren Überblick über den aeroben und den anaeroben Trainingseffekt. Maximal 20 Prozent des Trainings sollte im anaeroben Bereich stattfinden. Bei Sportanfängern noch etwas weniger.

TIPP 17

Sport bringt den Testosteronspiegel in Ordnung

Testosteron ist bekannt als männliches Sexualhormon. Es kann jedoch viel mehr, als nur Männern die Lust auf Sex zu geben. Das Hormon ist wichtig für Männer wie für Frauen. Sport hilft, den Testosteronspiegel auf ein gesundes Niveau zu bringen.

Testosteron lässt Nerven und Muskelzellen wachsen

Befindet sich der Testosteronspiegel auf einem gesunden Niveau, steigt die Proteinaufnahme aus dem Darm. Die Proteine werden vor allem zum Aufbau der Muskulatur genutzt. Testosteron macht körperlich stark. Aber nicht nur das, Testosteron macht auch geistig stark, denn es fördert das Nervenwachstum.

Testosteron trägt außerdem zur Stabilität der Knochen bei und verstärkt die Bildung neuer roter Blutkörperchen (Erythrozyten). Sie sind im ganzen Organismus für den Transport von Sauerstoff zu den Zellen verantwortlich. Testosteron steigert somit die Sauerstoffversorgung. Sauerstoff wird wiederum für die Energieherstellung benötigt. Kein Wunder, dass Menschen mit einem gesunden Testosteronspiegel vor Energie nur so sprudeln.

Keine Angst vor zu viel Testosteron

Intensives Krafttraining lässt den Testosteronspiegel besonders schnell ansteigen. Es sollte eine Dauer von mindestens 45 Minuten haben. Außerdem sollten besonders die großen Muskelgruppen in Oberschenkeln und Po beansprucht werden. Lauftrainings mit anstrengenden Intervallen oder High Intensity Intervall Training, sogenanntes HIIT-Training, heben ebenfalls den Testosteronspiegel effektiv an. Lange Läufe in mäßigem Tempo erhöhen den Testosteronspiegel jedoch nicht.

Nach dem Kraft- oder HIIT-Training hält der Zauber nur ungefähr eine Stunde an, dann fällt der Testosteronspiegel wieder ab. Während der Phase des erhöhten Testosteronspiegels setzen sich allerdings die wichtigen Prozesse zur Stärkung der Muskulatur und der Knochen, zur Förderung des Wachstums der Nervenzellen und zur vermehrten Bildung roter Blutkörperchen in Gang. Viel Testosteron fühlt sich einfach gut an. Motivation und Fokus steigen, ebenso die Laune. Aber keine Angst, der Testosteronspiegel wird durch Sport niemals in ungesunde Höhen getrieben.[23]

Sport bringt entgleiste Hormonspiegel wieder in Ordnung

Es gibt weitere Mechanismen, wie Sport den Testosteronspiegel reguliert. Sie verlaufen indirekt über die Insulinkonzentration bzw. das Fettgewebe.

Zu hohe Insulinspiegel führen bei Frauen dazu, dass die Eierstöcke vermehrt Testosteron bilden, sogar zu viel. Sie bekommen eine tiefe Stimme, ihnen wachsen Haare im Gesicht, die Haare auf dem Kopf werden immer dünner. Es kann sogar zur Unfruchtbarkeit kommen. Sport reduziert zunächst den Blutzucker- und dann den Insulinspiegel. Die Eierstöcke beenden ihre Testosteron-Überproduktion. Der Testosteronspiegel sinkt auf ein gesundes Niveau.[24]

Bei übergewichtigen Männern tritt ein fast gegensätzlicher Prozess ein, der ebenfalls durch Sport rückgängig gemacht werden kann. Fettzellen bilden ein Enzym, welches Testosteron in das weibliche Hormon Östrogen umbaut. Übergewichtige Männer haben meist einen viel zu niedrigen Testosteronspiegel. Oft kommt ihnen auch die Lust auf Sex abhanden. Traurig! Sie entwickeln weibliche Gesichtszüge und Männerbrüste. Sport, besonders in Kombination mit Low-Carb-Ernährung, lässt die Fettzellen schmelzen. Das Enzym, welches Testosteron abbaut, sinkt auf ein gesundes Niveau. Der Testosteronspiegel kann wieder steigen und der Östrogenspiegel sinkt. Männer sehen endlich wieder wie Männer aus und fühlen sich auch so.[25]

TIPP 18

Sport heilt den Darm

Hippokrates, der berühmte Arzt der Antike, wusste bereits, wie wichtig der Darm für die Gesundheit ist. Er sagte:

»Der gesunde Darm ist die Wurzel aller Gesundheit.«

Die moderne Medizin hat den Darm lange vernachlässigt, doch seit etwa 2010 wird er nun intensiv erforscht. Ein gesunder Darm zeichnet sich durch folgende Charakteristika aus:

- In ihm tummeln sich unzählige verschiedene Bakterienarten. In der Wissenschaft nennt man das eine hohe Biodiversität.
- Es kommen viel mehr gesundheitsfördernde als gesundheitsschädliche Bakterien im Darm vor.
- Insgesamt ist die Masse an Bakterien und anderen Mikroorganismen sehr hoch.
- Der Darm ist mit einer Schleimschicht in der richtigen Dicke ausgekleidet.
- Der Darm ist dicht. Die Zellen der Darmschleimhaut sind gesund und ihre Verbindungen untereinander stabil. Dadurch können keine schädlichen Stoffe in den Organismus eindringen.
- Der Darm bewegt sich regelmäßig.

Sport wirkt sich förderlich auf die Darmbakterien aus

Im Darm leben nicht nur Bakterien, sondern auch in geringen Mengen Viren und Pilze. Die Gesamtheit dieser mikrobiellen Mitbewohner im Darm, vor allem im Dickdarm, heißt Mikrobiom.

Sport verändert die Zusammensetzung des Mikrobioms. Viele gesundheitsschädliche Bakterien benötigen Sauerstoff zum Leben. Während des Sports wird der Darm aber weniger durchblutet und erhält daher auch weniger Sauerstoff. Das tut vielen gesundheitsschädlichen Darmbakterien gar nicht gut, sie sterben daraufhin ab.

Die meisten gesundheitsfördernden Bakterien brauchen hingegen keinen Sauerstoff. Es handelt sich um anaerobe Organsimen. Ihnen macht der Sauerstoffmangel während des Sports nichts aus.

Sport allein wirkt aber keine Wunder, wenn die Ernährung nicht stimmt. Mehr dazu und zu den gesundheitsschädlichen Wirkungen einiger Bakterien erfahren Sie in meinem Buch *77 Tipps für einen gesunden Darm.*

Sport macht den Darm dicht

Ein gesunder Darm ist dicht. Heutzutage leiden jedoch sehr viele Menschen an einem undichten Darm, einem sogenannten Leaky Gut. Durch Sport steigt die Körpertemperatur, was wiederum zur Bildung sogenannter Hitzeschockproteine führt. Ihre Aufgabe besteht darin, Körperstrukturen vor dem Einfluss der erhöhten Temperaturen zu schützen. Hitzeschockproteine wirken besonders gut auf die Verbindungsstellen zwischen den Zellen der Darmschleimhaut. Man nennt sie Tight Junctions. Während des Sports nimmt zunächst die Dichtigkeit des Darms etwas ab, aber danach wird er durch die Aktivität der Hitzeschockproteine dichter als vor der körperlichen Anstrengung.

Sport fördert die Darmbewegungen

Der Nahrungsbrei wird langsam durch den Darm gedrückt. Dazu kontrahiert die Darmmuskulatur. Man spricht von der Darmperistaltik. Damit die Verdauung richtig funktioniert, müssen die Kontraktionen in der richtigen Intensität und Regelmäßigkeit geschehen. Bei vielen Menschen bewegt sich der Darm zu wenig und zu langsam. Sport kurbelt die Peristaltik an.[26]

SELBST-CHECK

Wie gesund ist mein Darm?

Die Hälfte bis zwei Drittel der von mir täglich konsumierten Nahrungsmengen besteht aus rohem oder gekochtem Gemüse, aus Salat oder saurem heimischen Obst.	j	n
Ich habe mindestens einmal täglich Stuhlgang.	j	n
Mein Stuhl ähnelt einer dicken Wurst.	j	n
Mein Stuhl riecht, aber nicht unangenehm.	j	n
Ich pupse seltener als ungefähr 15-mal am Tag.	j	n
Ich bin selten krank.	j	n
Ich verfüge über viel Energie.	j	n
Ich mag meinen Körpergeruch.	j	n
Ich nehme nie oder fast nie Schmerzmittel ein.	j	n
Ich nehme nie oder fast nie Antibiotika ein.	j	n

Je häufiger Sie mit Ja geantwortet haben, umso gesünder ist Ihr Darm.

TIPP **19**

Depressionen mit körperlicher Anstrengung lindern

Sport ist gegen Depressionen genauso effektiv wie viele Antidepressiva. Bei einigen Patienten wirkt Sport sogar besser als Medikamente oder Psychotherapien. Das ist das Ergebnis einer großen Studie eines internationalen Forschungsteams.

Sport wird hoffentlich zur Therapie der Zukunft

In einer Studie unter der Leitung deutscher Wissenschaftler aus Potsdam wurden 41 wissenschaftliche Arbeiten mit 2265 Probanden übergreifend ausgewertet. Das Ergebnis ist eindeutig: Sport wirkt gegen Depressionen. Es muss nicht einmal viel sein. Selbst einige Minuten täglich reduzieren Depressionssymptome signifikant. Die eine Anleitung für alle gibt es aber leider nicht. Depressionen können sehr unterschiedlich sein. Für einige Betroffene ist anstrengender Ausdauersport das Beste. Für andere etwas Kraftsport und wieder andere profitieren am meisten, wenn sie einfach nur spazieren gehen oder Nordic Walken. Noch können die Wissenschaftler im Vorfeld keine individuellen Empfehlungen zur besten Aktivität und Intensität geben.

Aufgrund ihrer eindeutigen Ergebnisse hoffen sie jedoch, dass Sport in Zukunft in die Richtlinien zur Behandlung von Depressionen aufgenommen wird. Bislang sind nur medikamentöse und psychotherapeutische Therapien vorgesehen.

Das Problem der Motivation

Fehlende Motivation ist eines der typischen Symptome einer Depression. Sport zu treiben ist schwierig, wenn die Motivation fehlt. Daher raten die Wissenschaftler zu jeder Form von Bewegung. Sie soll den Betroffenen Freude bereiten und einfach durchzuführen sein. Das kann für jeden etwas anders aussehen. Einige sind eher motiviert, wenn sie in Gruppen unter Anleitung Sport treiben. Andere können sich hingegen zu kurzen Läufen allein motivieren. Sobald die erste Hürde überwunden ist, kann überlegt werden, wie noch mehr Bewegung und Sport in den Alltag Einzug halten kann.[27]

Sport heilt auf unterschiedlichen Wegen

Im Detail ist noch nicht erforscht, wie Sport genau zur Heilung von Depressionen beiträgt. Klar ist jedoch, dass mehrere Mechanismen ineinanderwirken:

Während einer Depressionserkrankung finden chronische Entzündungsreaktionen im Gehirn statt. Durch Sport entstehen antientzündliche Botenstoffe, die bis ins Gehirn vordringen und zu einer Reduzierung der Entzündung führen.

Während körperlicher Anstrengung wird der Wachstumsfaktor für die Entstehung und Verknüpfung von Gehirnzellen gebildet. Er heißt BDNF. Neue und besser verknüpfte Gehirnzellen reduzieren Depressionen.

Sport reduziert die Menge an nervenschädlichen Stoffen, die im Kynurenin-Stoffwechsel entstehen. Im Kynurenin-Stoffwechsel wird unter anderem Tryptophan in den Energietransporter NAD^+ umgebaut. Bei chronischen Entzündungsreaktionen gerät der Stoffwechsel aus dem Gleichgewicht und es entstehen vermehrt nervenschädliche Stoffe. Sport wirkt dem entgegen.

Durch Sport steigt die Synthese an Dopamin und Serotonin, zwei Stoffe, die motivierend und stimmungsaufhellend wirken.

Durch körperliche Anstrengung steigt auch die Herstellung von Testosteron. Auch dieses Hormon wirkt motivierend. Außerdem steigt die Freisetzung von Endorphinen. In erster Linie wirken sie schmerzlindernd, heben aber auch den Gemütszustand an.[28]

TIPP 20

Wechseljahre ohne Hitzewellen und Stimmungsschwankungen

Die Wechseljahre sind für viele Frauen kein Spaß. Sie leiden an Stimmungsschwankungen, nehmen zu, haben Schlafstörungen und vor allem Hitzewallungen. Hormontherapien wirken nur bedingt und stehen zudem in der Kritik, das Brustkrebsrisiko zu erhöhen. Es gibt ein viel besseres und natürliches Mittel gegen Wechseljahrbeschwerden: Sport!

Experiment mit enormer Wirkung

In Schweden nahmen 58 Frauen an einer wissenschaftlichen Studie teil. Sie alle litten unter mindestens vier Hitzewallungen pro Tag, viele sogar an sieben und mehr. Alle Frauen waren vor Beginn der Studie sportlich nicht aktiv. Per Zufall wurden sie in zwei Gruppen eingeteilt. Die Frauen der einen Gruppe mussten daraufhin 15 Wochen lang an einem Krafttraining teilnehmen. Trainiert wurde dreimal pro Woche. Die anderen blieben weiterhin sportlich nicht aktiv.

Nach den fast vier Monaten Training hatten sich die Hitzewallungen bei den Frauen, die Sport trieben, um durchschnittlich die Hälfte reduziert. Bei den sportlich nicht aktiven, hatten sich die Hitzewallungen nicht signifikant verändert. Sport, vor allem Kraftsport, wirkt effektiv gegen Hitzewallungen!

Endorphine gegen Hitzewallungen

Die Wissenschaftler gehen davon aus, dass Beta-Endorphin eine entscheidende Rolle bei der Entstehung von Hitzewallungen spielt. In den Wechseljahren nimmt die Ausschüttung ab. Durch intensives Muskeltraining steigt sie wieder und stabilisiert die Thermoregulation des Körpers. Sport mit geringerer Intensität wie Walken oder Yoga reduziert

Hitzewallungen hingegen nicht. Die Wissenschaftler gehen davon aus, dass für den Effekt große Muskelgruppen intensiv gefordert werden müssen. Daher bietet sich Krafttraining besonders an.[29]

Gewichtszunahme eher nicht hormonell bedingt

Viele Frauen nehmen während der Wechseljahre und auch danach zu. Oft wird gesagt, dass die Veränderungen des Hormonhaushaltes dafür verantwortlich seien. Zwei Wissenschaftlerinnen aus den USA sehen den Grund hierfür eher im Alterungsprozess als in den hormonellen Veränderungen. Alterungsprozess können Sie übrigens gleichsetzen mit zunehmender Insulinresistenz. Nicht das zunehmende Alter führt zu den Veränderungen, sondern die abnehmende Sensitivität der Zellen gegenüber Insulin. Daher sind Low-Carb-Ernährung und Sport die effektivsten Mittel gegen die zusätzlichen Pfunde während und nach den Wechseljahren.

Abnehmende Knochendichte

Vielen Frauen wird auch Angst gemacht, dass aufgrund des niedrigen Östrogenspiegels während und nach den Wechseljahren die Knochendichte abnimmt. Auch hier halten die beiden Wissenschaftlerinnen aus den USA dagegen. Ihnen zufolge sind Übergewicht und Bewegungsmangel die Hauptursachen für die Abnahme der Knochendichte.

Wechseljahre ohne Depressionen

Sport, vor allem anstrengender Sport, wirkt auch Stimmungsschwankungen und Depressionen entgegen, wie im vorangegangenen Tipp beschrieben. Die regelmäßige körperliche Aktivität verbessert zudem das Körpergefühl. Das überträgt sich auf die Psyche.[30]

TIPP 21

Keine Angst vor freien Radikalen durch Sport

Freie Radikale hören sich gefährlich an. Freie Radikale schädigen Zellen, sie führen zu chronischen Entzündungsreaktionen und treiben den Alterungsprozess an. Durch Sport entstehen vermehrt freie Radikale, aber Sport gilt generell als gesund. Wie passt das zusammen?

Die zwei Gesichter der freien Radikale

Freie Radikale sind nicht per se schlecht. Der Körper braucht sie sogar. Sie wirken als epigenetische Schalter. Durch sie werden Gene zur Erneuerung von Zellen angeschaltet. Geschädigte Muskelzellen heilen, die Bildung neuer Blutgefäße nimmt zu, sogar neue Nervenzellen entstehen. Alles dank der freien Radikale.

Sammeln sich zu viele freie Radikale an, dreht sich der Spieß um. Eine sehr hohe Konzentration an freien Radikalen wirkt zwar ebenfalls als epigenetischer Schalter, aber als negativer. Gene zur Bildung entzündungsfördernder Botenstoffe werden aktiv, Entzündungsreaktionen breiten sich aus. Es kann sogar zum Absterben von Nervenzellen kommen.

Weniger freie Radikale im Fettstoffwechsel

Energie kann in den Mitochondrien entweder aus Glucose oder aus Fettsäuren bzw. Ketonen hergestellt werden. Es ist nie ein Entweder-oder. Meistens kommt es zu Gemischen, ein Teil entsteht aus Glucose ein anderer aus Fetten. Entsteht Energie aus Fettsäuren bzw. Ketonen, bilden sich wesentlich weniger freie Radikale. Diese Form der Energiegewinnung wirkt sich sogar positiv auf die Mitochondrien in der Muskulatur aus. Daher sollten sportliche Betätigungen möglichst viel im Fettstoffwechsel stattfinden. Das gelingt mit einer Low-Carb-Ernährung und intermittierendem Fasten.

Antioxidantien helfen ebenfalls

Solange die Entstehung freier Radikale im Gleichgewicht zu vorhandenen Antioxidantien steht, wirkt Sport positiv. Ist die Trainingsintensität jedoch zu intensiv oder zu viel Anstrengung findet im Glucosestoffwechsel statt, reicht die Menge an Antioxidantien nicht mehr aus. Sie können die durch den Sport entstandenen freien Radikale nicht mehr ausreichend entschärfen.[31]

Folgende Symptome deuten auf eine hohe Belastung mit freien Radikalen hin:

- Falten, graue Haare, nachlassende Sehschärfe,
- Erschöpfung, Fatigue und Infektanfälligkeit,
- Muskel- und Gelenkschmerzen,
- Kopfschmerzen, Geräuschempfindlichkeit und Gedächtnisprobleme.

Diese Veränderungen treten nicht nur bei einer zu hohen Anzahl an freien Radikalen durch Sport auf. Freie Radikale entstehen auch durch Nikotin- und Alkoholkonsum, Bewegungsmangel, psychischen Stress, Übergewicht, Umweltgifte und vieles mehr.

Wirkungsvolle Antioxidantien

Bei sehr intensivem Training sollte man auf eine gute Versorgung mit Antioxidantien achten. Die meisten Freizeitsportler sind von dem Problem nicht sonderlich betroffen. Wer jedoch für einen Halbmarathon oder Marathon trainiert, wer Triathlon betreibt oder andere sportliche Erfolge anstrebt, sollte sich der erhöhten Bildung freier Radikale bewusst sein.

Solange der Körper ausreichend mit Antioxidantien versorgt ist, droht keine Gefahr. Sie entschärfen die freien Radikale. Die positive Wirkung der freien Radikale auf die Zellerneuerung bleibt bestehen.

PRAXISTIPP

Verwöhnen Sie sich mit Antioxidantien

Sehr viele verschiedene Stoffe wirken antioxidativ. Ein möglichst weites Spektrum verschiedener Antioxidantien zu sich zu nehmen, ist besonders gut. Vor allem wirksam sind folgende Stoffe:

- sekundäre Pflanzenstoffe aus Gemüse und heimischem sauren Obst,
- Grüntee-, Traubenkern- und Heidelbeerextrakt, Curcuma, Spirulina, Astaxanthin, Beta-Carotin, Ashwagandha und Quercetin,
- Vitamin C und E,
- Zink und Selen,
- N-Acetylcystein, Melatonin, L-Glutathion und Coenzym Q_{10}.

TIPP **22**

Das Glück der Anstrengung

Körperliche Anstrengung führt zu einem Glücksgefühl der ganz besonderen Art. Glückliche Momente in der Liebe, im Urlaub oder aufgrund eines Erfolges sind nett. Aber sie vergehen so schnell. Glück durch körperliche Anstrengung, besonders durchs Laufen, ist kein Kopf-Glück, es ist ein Ganzkörper-Glück. Sie können es jeden Tag für sich erzeugen, einfach nur, indem Sie loslaufen.

Mehr als nur Endorphine

Während sportlicher Anstrengung werden eine ganz Reihe verschiedener Botenstoffe ausgeschüttet. Sie wirken entspannend und machen glücklich. Richtiges, pulskontrolliertes Laufen schenkt uns stilles Glück, genauso wie neue Ideen oder rauschhafte Begeisterung. Wer das einmal gefühlt hat – nicht verstanden, sondern gefühlt –, wird von da an sein Lebtag lang laufen wollen.

Endogene Opioide, das sind so etwas wie körpereigene Drogen, werden nach einem intensiven Ausdauertraining ungefähr 30 Minuten lang ausgeschüttet. Die beruhigend wirkenden Neurotransmitter GABA und Glutamat bilden sich vermehrt zwischen 20 und 40 Minuten nach einem nur kurzen Ausdauertraining. Nach nur 20 Minuten Laufen ist die Dopaminproduktion für zwei Stunden lang signifikant erhöht. Ähnlich verhält es sich mit dem Glückshormon Serotonin. Die Lernfähigkeit steigt nach einem intensiven Training ebenso. Die verbesserte Leistung hält ganze 48 Stunden lang an. Außerdem werden vermehrt Wachstumsfaktoren gebildet, die sich ebenfalls positiv auf das Gehirn auswirken.

Gefühlter Effekt noch größer

Die Auswertungen mehrerer Studien zur positiven Wirkung von Sport zeigen, dass Sport bei den Befragten die Stimmung über einen Zeitraum von durchschnittlich 24 Stunden verbessert. Stress nimmt gefühlt ungefähr drei Stunden lang nach moderatem Ausdauertraining ab.[32]

Jeder Mensch ist anders

Die hier zitierten Daten sind Ergebnisse verschiedener Studien. Jeder Mensch ist anders. Aber in einem unterscheiden sie sich oft nicht: Körperliche Anstrengung fühlt sich in irgendeiner Weise gut an.

Wer gut trainiert ist, verspürt einen ersten Glücksschwall bereits während des Sports. Nach der Anstrengung kommt ein weiterer. Am Abend fühlen sich viele auf angenehme Weise körperlich müde. Diese Art der Müdigkeit fühlt sich ganz anders an als Kopf-Müdigkeit oder dauernder Schlafmangel. Wieder andere sportlich Aktive erleben andere Glücksmomente – jeder Mensch ist anders.

Für nicht so gut Trainierte sind diese Glücksgefühle während des Sports oft noch nicht erreichbar. Der Körper kämpft, die Luft bleibt weg, es ist einfach nur anstrengend. Nicht verzagen, nach einiger Zeit wird sich das Glück einstellen.

Ein Nippen am Nektar

Hat man einmal einen anfangs ungläubigen Blick ins Paradies dieses Sport-Glücks geworfen, stellt sich ein neues Lebensziel ein. Das hatte ich mir noch vor meinem 45. Lebensjahr nicht träumen lassen. Ich wusste gar nicht, dass es solch ein Paradies gibt: das Paradies des Laufens.

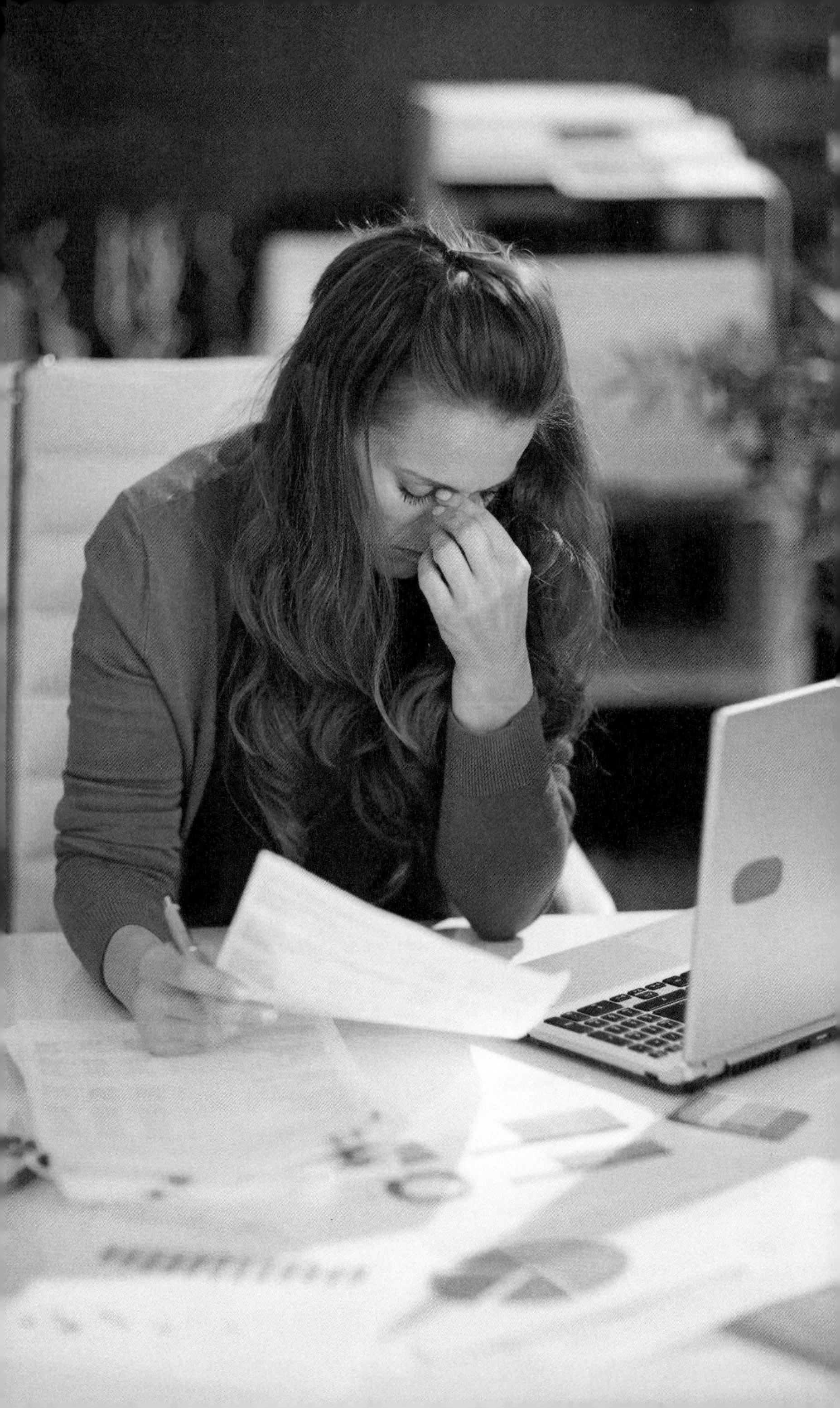

Fitnessprobleme erkennen

Kraft und Ausdauer sind die beste Prävention vor chronischen Krankheiten. Solange keine Probleme im täglichen Leben entstehen, halten sich viele für fit genug. Oft sind sie es aber nicht. Es gibt viele Warnsignale. Es lohnt sich, diese ernst zu nehmen.

TIPP 23

Besser bewegen als sitzen

Sitzen ist das neue Rauchen. Solche oder ähnliche Aussagen liest man immer wieder. Da ist viel dran, denn Bewegungsmangel trägt erheblich zur Entstehung chronischer Erkrankungen bei und verkürzt die Lebenszeit. Immer mehr Menschen verbringen zudem immer mehr Zeit sitzend. Am Schreibtisch, im Auto oder im Zug, vor dem Fernseher oder dem Computer. Das Homeoffice hat das Problem noch verstärkt. Da fällt selbst die Bewegung zwischen Wohnung und Büro weg.

Viel Sitzen erhöht die Sterblichkeit

Ein Team von Wissenschaftlern aus Norwegen und den USA wertete übergreifend Daten von 16 Studien zu Bewegung und Sterblichkeit aus. Insgesamt wurden somit etwas mehr als eine Million Menschen erfasst. Die Studien liefen allerdings über einen sehr unterschiedlichen Zeitraum. Die kürzeste nur über zwei Jahre, die längste über 18. Die Wissenschaftler fanden heraus, dass Bewegungsmuffel zwischen 12 und 59 Prozent früher starben als jene, die sich täglich bewegten. Die große Spannweite kommt unter anderem durch die sehr unterschiedlichen Zeiträume der Studien zustande.

Wie viel Bewegung zum Ausgleich nötig ist

Das Team aus Wissenschaftlern wollte auch herausfinden, wie viel Bewegung nötig ist, um die negativen Effekte des Sitzens auszugleichen. Denn in vielen Berufen ist es heute üblich, acht Stunden oder sogar länger vor dem Computer zu verbringen.

Laut der Studie sind für den Ausgleich 60 bis 75 Minuten moderate Anstrengung pro Tag notwendig. Bei moderaten Anstrengungen ist der Puls bereits etwas erhöht, man atmet tiefer und schwitzt. Allerdings ist es nicht so anstrengend, als ob man laufen gehen würde. Zu moderaten

Anstrengungen zählen schnelles Spazierengehen, zügiges Fahrradfahren, aber auch Rasenmähen, Handwerken oder Putzen.

Fernsehen ist besonders schlecht

Die Wissenschaftler schauten sich nicht nur die gesamte Sitz-Zeit an, sondern auch, ob es sich um Zeiten am Schreibtisch oder vor dem Fernseher handelte. Sie stellten fest, dass die Sterblichkeit erheblich durchs Fernsehen beeinflusst wird. Denn Fernsehen verursacht Stress und Stress verkürzt das Leben. Wer mehr als drei Stunden pro Tag fernsah, hatte eine signifikant höhere Sterblichkeit als jene, die weniger Zeit vor der Glotze verbrachten. Nur jene Fernsehgucker, die sich mindestens eine Stunde pro Tag oder länger moderat bewegten, waren von der erhöhten Sterblichkeit nicht betroffen. Selbst wenn sie drei Stunden pro Tag fernsahen.[33]

PRAXISTIPP !

Bewegung in den Tag integrieren

Falls Sie während Ihrer Arbeitszeit viel Sitzen müssen, planen Sie tägliche moderate Anstrengungen ein.

Eventuell können Sie mit dem Rad zur Arbeit fahren oder Sie gehen zu Fuß, selbst wenn ein Weg eventuell eine Stunde dauert. Machen Sie während der Mittagspause einen strammen Spaziergang und benutzen Sie Treppen anstelle von Aufzügen.

Am besten treiben Sie darüber hinaus mehrmals wöchentlich anstrengenden Ausdauer- und Kraftsport.

TIPP 24

Schwindende Muskelmasse als Gesundheitsproblem verstehen

Die Muskulatur ist hinsichtlich ihrer Masse das größte Organ. Sie ist bei Weitem nicht nur für die Bewegung des Skeletts zuständig. Sie übernimmt wichtige Funktionen im Orchester des Organismus. Ihr Zustand beeinflusst viele weitere Organe und Systeme im Körper.

Schwache Muskeln – schwaches Herz

Nicht nur die Skelettmuskulatur schwindet, wenn sie nicht gefordert wird, die Herzmuskulatur tut es ebenso. Nimmt die Herzmuskulatur ab, pumpt das Herz immer schlechter. Damit der Blutfluss nicht zu sehr absinkt, pumpt das Herz schneller. Der Kraftverlust wird aber durch das schnellere Pumpen nicht ausgeglichen. Körperzellen erhalten weniger Sauerstoff und Nährstoffe. Das führt zu Erschöpfung. Die Zellen melden den Mangel, daraufhin schlägt das Herz noch schneller, der Puls steigt weiter. Ein Teufelskreis.

Schwache Muskeln – höherer Blutzucker

Wird die Muskulatur schwächer, nimmt sie weniger Blutzucker auf. Der steigende Blutzucker lässt den Insulinspiegel ansteigen. Muskelzellen reagieren nicht mehr richtig auf das Hormon, sie werden insulinresistent.

Insulinresistenz führt zu Energiekrisen in den Muskelzellen. Mitochondrien, die Kraftwerke der Zellen, gehen zugrunde. Sind zu viele Mitochondrien beschädigt, leiten sie den Tod der gesamten Zelle ein. Immer mehr Muskelzellen sterben ab, die Muskulatur schwindet.

Weniger Muskeln heißt noch weniger Blutzuckeraufnahme und noch mehr Insulin. Die Insulinresistenz nimmt weiter zu.

Schwache Muskeln – erhöhte Entzündungsreaktionen

In der Muskulatur entstehen verschiedene entzündungshemmende Botenstoffe. Nimmt die Muskulatur ab, werden immer weniger dieser wichtigen Stoffe gebildet. Chronische Entzündungsreaktionen nehmen zu, auch in der Muskulatur.

Chronische Entzündungsreaktionen in der Muskulatur spürt man nicht direkt, aber sie sind gefährlich. Muskelzellen werden angegriffen und sterben. Immer weniger Muskeln führen zu immer mehr Entzündungsreaktionen. Immer mehr Muskelzellen sterben ab.[34]

Schwache Muskeln – weniger Blutgefäße

Muskeln nehmen ab, wenn sie nicht trainiert werden. Bei fehlendem Training verkümmern außerdem die Blutgefäße, die sich durch die gesamte Muskulatur ziehen. Die Zellen erhalten immer weniger Sauerstoff und Nährstoffe. Dadurch werden sie noch schwächer, woraufhin sich auch die Blutgefäße weiter zurückbilden.

SELBST-CHECK

Wie gut ist meine Muskulatur?

Test nach Prof. Dr. Ingo Froböse von der Deutschen Sporthochschule Köln.[35]

Stellen Sie Ihre Füße etwa schulterbreit auseinander und setzen Sie sich auf die vordere Kante eines Stuhls. Der Winkel zwischen Ober- und Unterschenkel beträgt etwa 90 Grad, die Arme hängen locker herunter. **Wie oft können Sie hintereinander aufstehen – ohne mit den Armen Schwung zu holen?**	♀: ‹ 12 Mal, ♂: ‹ 15 Mal (0 Punkte) ☐ ♀: 12 bis 17 Mal, ♂: 15 bis 20 Mal (1 Punkt) ☐ ♀: › 17 Mal, ♂: › 20 Mal (2 Punkte) ☐

Legen Sie sich auf den Rücken. Stellen Sie Ihre Füße mit der gesamten Sohle auf, sodass Sie Ihre Kniegelenke im 90-Grad-Winkel beugen. Richten Sie nun Ihren Oberkörper mit nach vorn gestreckten Armen so weit auf, dass Ihre Fingerspitzen die Knie berühren. **Wie viele Wiederholungen schaffen Sie in 40 Sekunden, ohne dass Ihre Schulterblätter den Boden berühren?**	♀: < 10 Wiederholungen, ♂: < 15 Wiederholungen (0 Punkte) ☐ ♀: 10–15 Wiederholungen, ♂: 15–20 Wiederholungen (1 Punkt) ☐ ♀: > 15 Wiederholungen, ♂: > 20 Wiederholungen (2 Punkte) ☐
Legen Sie sich auf den Bauch. Die Zehenspitzen stehen auf dem Boden. Richten Sie Ihren Blick während der gesamten Aufgabe auf den Boden. Legen Sie nun die Hände auf den Hinterkopf und richten Ihren Rumpf auf. Die Beine bleiben dabei am Boden. **Wie lange können Sie diese Position halten, ohne dass Ihre Muskulatur anfängt zu brennen oder zittrig zu werden?**	♀: < 5 Sekunden, ♂: < 10 Sekunden (0 Punkte) ☐ ♀: 5–10 Sekunden, ♂: 10–15 Sekunden (1 Punkt) ☐ ♀: > als 10 Sekunden, ♂: > als 15 Sekunden (2 Punkte) ☐
Setzen Sie sich auf einen Stuhl und markieren Sie (z. B. mit Kreide, Klebeband oder einem Lineal) senkrecht eine Linie auf dem Boden. Tippen Sie so schnell wie möglich mit beiden Beinen innerhalb von 15 Sekunden von Seite zu Seite. **Wie viele Kontakte schaffen Sie, ohne die Linie zu berühren?**	♀: < 20 Kontakte, ♂: < 25 Kontakte (0 Punkte) ☐ ♀: 20–30 Kontakte, ♂: 25–35 Kontakte (1 Punkt) ☐ ♀: > 30 Kontakte, ♂: > 35 Kontakte (2 Punkte) ☐
Nehmen Sie zwei 1,5 bis 2 Kilogramm schwere Hanteln (wahlweise auch zwei entsprechend schwere Wasserflaschen) und stellen Sie sich aufrecht hin. Spreizen Sie Ihre Arme nun gestreckt seitlich in die Waagerechte. **Wie lange können Sie die Position bei gleichmäßiger Atmung halten?**	♀: < 5 Sekunden, ♂: < 10 Sekunden (0 Punkte) ☐ ♀: 5–10 Sekunden, ♂: 10–15 Sekunden (1 Punkt) ☐ ♀: > 10 Sekunden, ♂: > 15 Sekunden (2 Punkte) ☐

Legen Sie sich auf den Bauch. Platzieren Sie die Hände parallel neben den Schultern. Die Fußspitzen sind hüftbreit aufgestellt. Atmen Sie ein und drücken Sie sich mit der Ausatmung hoch, bis der gesamte Körper in der Luft eine gerade Linie bildet. Während der Bewegung halten Sie den Kopf in der Verlängerung der Wirbelsäule (Blick zum Boden), spannen Ihr Gesäß und Ihre Bauchmuskulatur aktiv an. Beugen Sie nun die Arme im Ellenbogengelenk so weit ab, bis sich der gesamte gestreckte Körper knapp über dem Boden befindet. Strecken Sie sich aus der unteren Position mit dem nächsten Ausatmen aus den Armen wieder nach oben bis in die Ausgangsposition, ohne die Körperspannung zu verlieren. Als vereinfachte Variation stellen Frauen und »Anfänger« anstelle der Fußspitzen die Knie auf. Hierbei sollte darauf geachtet werden, dass das Gesäß mit in Richtung Boden abgesenkt wird. Atmen Sie während der Übung bitte gleichmäßig weiter. **Wie viele Wiederholungen schaffen Sie? (Aufgrund der geschlechtsspezifischen Unterscheidung bei der Durchführung gelten für Männer und Frauen die gleichen Richtwerte.)**	‹10 Wiederholungen (0 Punkte) ☐ 10–20 Wiederholungen (1 Punkt) ☐ › 20 Wiederholungen (2 Punkte) ☐
Legen Sie sich in Bauchlage. Stützen Sie Ihre Unterarme im rechten Winkel zu den Oberarmen auf. Ihre Zehenspitzen stehen auf dem Boden. Ihr Blick bleibt zum Boden gerichtet. Heben Sie Ihren Oberkörper und Ihre Hüften an, sodass Ihr ganzer Körper eine gerade Linie bildet. **Wie lange können Sie Ihren Körper bei gleichmäßiger Atmung anheben?**	: ‹ 5 Sekunden, : ‹ 10 Sekunden (0 Punkte) ☐ : 5–10 Sekunden, : 10–15 Sekunden (1 Punkt) ☐ : › 10 Sekunden, : › 15 Sekunden (2 Punkte) ☐

Je weniger Punkte Sie erzielt haben, umso stärker sollten Sie am Aufbau Ihrer Muskulatur arbeiten.

TIPP 25

Leberprobleme erkennen und mit Sport kurieren

Die Leber ist das wichtigste Stoffwechselorgan des Körpers. Ohne sie kein Leben. Fast alle Nährstoffe, die über den Darm in den Blutkreislauf gelangen, werden zuerst zur Leber transportiert. Viele werden dort gespeichert. Benötigt der Körper bestimmte Vitamine, Fette, Eisen oder Glucose werden sie von der Leber abgegeben. In der Leber entstehen zudem Ausgangsprodukte für die Hormonproduktion und bestimmte Proteine. Selbst für die Verdauung ist die Leber essenziell. Sie bildet Abwehrstoffe, Galle und ist zudem an der Steuerung des Glucose-, Fett- und Eiweißstoffwechsels beteiligt.

Die Leber speichert und produziert aber nicht nur, sie entgiftet auch. In ihr wird gefährliches Ammoniak zu Harnstoff verstoffwechselt, Blutzellen, Hämoglobin und Hormone abgebaut und Giftstoffe entsorgt. Die Leber ist das Multitalent unter den Organen. Eine gut funktionierende Leber ist essenziell für die Gesundheit.

Jeder dritte Erwachsene ist leberkrank

Man schätzt, dass in Mitteleuropa ungefähr 30 Prozent der Erwachsenen leberkrank sind. Viele ahnen nichts von ihrem gesundheitlichen Problem, da die Leber nicht schmerzt, wenn sie erkrankt ist.

Am häufigsten leiden Betroffene an einer Fettleber. Lange Zeit assoziierte man eine Fettleber nur mit erhöhtem Alkoholkonsum. Heutzutage ist die nicht alkoholische Fettlebererkrankung jedoch Problem Nummer eins. Fast alle Übergewichtigen sind betroffen, aber auch schätzungsweise 15 Prozent der Normalgewichtigen haben eine Fettleber. Selbst viele Kinder und Jugendliche leiden an einer verfetteten Leber. Grund ist häufig der Verzehr vieler fructosehaltiger Getränke und Lebensmittel. Besonders viel Fructose steckt in Softdrinks, Fruchtsäften, Eis und Fruchtjoghurts, Backwaren sowie Fertiggerichten. Die Diagnose Fettleber wird meist zufällig gestellt, wenn bei Routine-Blutuntersuchungen die Leberwerte nicht stimmen. Allerdings gibt es keinen alleinigen und eindeutigen Marker für eine Fettleber. Daher bleibt sie, vor allem oft im Anfangsstadium, selbst bei Routineuntersuchungen unbemerkt.

Fett in der Leber zerstört ihre Funktionen

Die Leber ist natürlicherweise im Fettstoffwechsel beteiligt. Werden zu viele Kohlenhydrate konsumiert, reichern sich Triglyceride in den Leberzellen an. Auch ein Bewegungsmangel kann dazu führen.

Bei der Herstellung der Triglyceride in der Leber entstehen freie Radikale. Sie schädigen die Leberzellen, viele sterben sogar ab. Der Zellschrott muss entsorgt werden, wofür das Immunsystem verantwortlich ist. Es kommt zu Entzündungsreaktionen. Auf Dauer wird immer mehr Fett in der Leber gespeichert und die Anzahl gesunder Leberzellen nimmt rapide ab. Die Leber kann dadurch ihren vielen Aufgaben nicht mehr nachkommen. Das wirkt sich auf den gesamten Organismus aus.

Sport heilt und schützt die Leber

Die Leber ist erstaunlich heilungsfähig. Das liegt daran, dass sich in der Leber ganz natürlicherweise besonders viele neue Zellen bilden. Eine Fettleber kann sich daher komplett zurückbilden. Sport ist eine der wichtigsten Maßnahmen. Eine Low-Carb-Ernährung ist aber ebenso wichtig.

Es gibt mehrere Studien, in deren Verlauf Patienten mit Fettleber zwischen 20 und 60 Minuten pro Tag Sport trieben. Ihre Lebergesundheit verbesserte sich dadurch signifikant. Besonders effektiv war täglicher Sport zusammen mit einer Low-Carb-Ernährung. Sport heilt die Leber auf verschiedenen Wegen:

- **Sport reduziert Insulinresistenz:** Insulinresistente Skelettmuskeln nehmen weniger Glucose auf. Dadurch wird vermehrt Glucose zur

Leber transportiert und dort in Triglyceride umgebaut und eingelagert. Sport macht den Prozess rückgängig. Die Zellen reagieren wieder besser auf Insulin, sie nehmen mehr Glucose auf. Durch Sport wird sogar Insulin, unabhängig von Glucose, in die Muskelzellen transportiert. Das entlastet die Leber zusätzlich.

- **Sport wirkt als epigenetischer Schalter:** Sport verändert die Genaktivität, die am Fettstoffwechsel in der Leber beteiligt ist. Insgesamt nimmt dadurch die Synthese von Fetten ab.
- **Sport heilt die Mitochondrien der Leberzellen:** Leberzellen besitzen besonders viele Mitochondrien. In einer Fettleber werden sie durch freie Radikale und Entzündungsreaktionen angegriffen. Stark beschädigte Mitochondrien lassen sogar Leberzellen absterben. Sport wirkt sich positiv auf die Mitochondrien aus. Leberzellen erhalten wieder mehr Energie und können ihren Aufgaben nachkommen.
- **Sport reduziert Entzündungsreaktionen:** Durch Sport entstehen vermehrt entzündungshemmende Botenstoffe. Chronische Entzündungsreaktionen nehmen ab, auch in der Leber.[36]

Sport allein wirkt keine Wunder

Sport ist wichtig. Eine Fettleber heilt jedoch nur, wenn auch die Ernährung dementsprechend geändert wird. Vor allem sollte Fructose gestrichen werden. Das bedeutet keine Fruchtsäfte und Softdrinks, keine Fruchtjoghurts, keine Süßigkeiten und auch keine Fertiggerichte.

Neben Fructose setzten andere einfach aufgebaute Kohlenhydrate der Leber zu, wie beispielsweise Haushaltszucker, Weißmehlprodukte, Brot und Brötchen, Nudeln und Pizza. Eine Wohltat für Leber sind hingegen verschiedene Kohlgemüsesorten, vom Brokkoli bis zum Spitzkohl, vom Rosen- bis zum Blumenkohl, vom Grün- bis zum Rotkohl. Auch Beerenobst wie Blau-, Johannis-, Brom- oder Himbeeren sind für die Leber gut, da sie antioxidativ wirken. Ebenso empfehlenswert ist Grüntee von guter Qualität.

SELBST-CHECK

Leide ich an einer Fettleber?

Ich bin chronisch müde.	j	n
Ich habe Stimmungsschwankungen.	j	n
Meine Atmung setzt während des Schlafs wiederholt kurzfristig aus (Schlafapnoe).	j	n
Ich habe eine Schilddrüsenfunktionsstörung.	j	n
Ich leide an chronischen Schmerzen.	j	n

Je häufiger Sie mit Ja geantwortet haben, umso wahrscheinlicher leiden Sie an einer Lebererkrankung.

TIPP 26

Krampfadern ernst nehmen

Krampfadern sind nicht schön. Das ist aber nur das geringste Problem. Krampfadern zeigen deutlich, dass etwas nicht stimmt. Vor allem mangelt es an Muskulatur und Bewegung.

Eigentlich müssten Krampfadern Krummvenen heißen. Denn einerseits sind nicht die Adern, sondern die Venen betroffen und andererseits sind sie erweitert und gekrümmt. In der Medizin wird von einer Varikose gesprochen.

Gekrümmt nicht gekrampft

Ein Blutstau ist für die Krümmungen und Erweiterungen der Venen verantwortlich. Die an der Hautoberfläche sichtbaren Krampfadern sind aber nur die Spitze des Eisberges. Die viel tiefer liegenden Sammel- und Verbindungsvenen sind meist ebenfalls betroffen. Das ist ein ernst zu nehmendes Gesundheitsproblem, denn das Blut gelangt viel zu langsam zurück zum Herzen. Selbst oft als harmlos bezeichnete Besenreiser deuten auf Venenprobleme hin und sollten ernst genommen werden.

Venen fehlt eine zentrale Pumpe für den Bluttransport

Das Herz pumpt Blut in die Adern. Der Druck reicht aus, um jede noch so weit vom Herzen entfernte Zelle ausreichend mit Blut zu versorgen. Der Rückweg des Bluts gestaltet sich anders. Zwar hat das Herz auch eine gewisse Saugwirkung, aber sie reicht nicht aus, um das Blut, besonders aus den Füßen und den Beinen, entgegen der Schwerkraft zurück zum Herzen zu befördern.

Muskeln sorgen für einen reibungslosen Transport des Bluts. Bei jeder Beinbewegung drückt die Muskulatur die Vene zusammen. Entspannt sich der Muskel wieder, weitet sich auch die Vene. Dieser Druck von außen sorgt für den Blutfluss in den Venen. Damit das Blut in die richtige Richtung fließt, nämlich zum Herzen, gibt es zusätzlich Venenklappen. Sie öffnen sich durch den Druck der Muskulatur und verschließen sich bei der Muskelentspannung. Sie sind so gebaut, dass das Blut nicht zurückfließen kann. Der Blutfluss in den Venen ist daher auf ständige Beinbewegungen angewiesen.

Bewegungsmangel und Übergewicht lassen Krampfadern sprießen

Krampfadern entstehen, wenn die Beinmuskulatur zu schwach ist und sie zu wenig bewegt wird. Menschen, die viel sitzen oder stehen, sind daher besonders von Krampfadern betroffen. Zusätzliche Kilos lassen Krampfadern besonders schnell entstehen. Auch Rauchen schadet den Venen und erhöht somit das Risiko. Durch den fehlenden Druck der Muskeln sammelt sich das Blut in den Venen an. Irgendwann ist es so viel, dass die Venenklappen den Rückfluss nicht mehr aufhalten können. Sie schließen nicht mehr richtig. Es kommt zu Blutansammlungen. Venen werden immer dicker, krümmen sich und werden auf der Hautoberfläche sichtbar.

Krampfadern sind ein Gesundheitsrisiko

Krampfadern können jucken. Oft fühlen sich die Beine schwer an. Auch nächtliche Muskelkrämpfe sind typisch. Dies sind aber nur die geringsten und anfänglichen Probleme.

Auf Dauer erhöht sich durch Krampfadern das Thromboserisiko. Aufgrund des mangelnden Blutflusses und den entzündlichen Reaktionen in den Venen bilden sich Blutklumpen. Gelangen sie in die Lunge, kann es zu einer Lungenembolie kommen. Das ist lebensgefährlich.

Krampfadern bedeuten immer Blutstau. Besteht dieser über Jahre oder Jahrzehnte, wird das umliegende Gewebe nicht mehr ausreichend mit Nährstoffen und Sauerstoff versorgt. Kleine Verletzungen heilen nicht mehr richtig. Das kann zu Geschwüren führen, die mit einem Absterben des Gewebes einhergehen. Man spricht dann von »offenen Beinen«.

Sport ist das beste Mittel gegen Krampfadern

Damit Krampfadern gar nicht erst entstehen, ist regelmäßiger Sport notwendig. Die Beine sollten dabei besonders angestrengt werden. Laufen und Radfahren sind daher ideal. Schwimmen eignet sich ebenfalls, wobei Kraulschwimmen im Gegensatz zum Brustschwimmen die wesentlich gesündere Bewegung ist.

Krampfadern entstehen nicht von heute auf morgen. Daher sollten die ersten Anzeichen wie Besenreiser oder kleine Krampfadern ernst genommen werden. Es ist ein Weckruf zu mehr Beinsport.

Sport ist aber auch für all jene wichtig, die bereits an Krampfadern leiden. Nordic Walking, leichtes Joggen, Radfahren, Fitnesstraining am Stepper oder dem Cross-Trainer sind zu empfehlen. Bei sehr starken Krampfadern bieten sich besonders Beinbewegungen unter Wasser an. Das Wasser drückt auf die Venen ähnlich wie Kompressionsstrümpfe und erhöht damit den Blutfluss. Aquafitness und Wassergymnastik sowie ganz normales Schwimmen zeigen positive Wirkungen. Nicht zu empfehlen sind Sportarten wie beispielsweise Kanufahren, bei denen die Beine nicht angestrengt werden. Auch nicht zu empfehlen sind intensiver Kraftsport und Gewichtheben. Der Druck in den Venen nimmt dabei zu stark zu. Auch Sportarten mit abrupten Bewegungen oder hohem Verletzungsrisiko wie Tennis, Fuß- und Handball sowie Squash sind nicht gut.

Krampfadern bei Sportlern

Wie kann es dann sein, dass selbst Radprofis an Krampfadern leiden? Die Erklärung ist einfach. Bewegungsmangel ist es nicht. Es handelt sich um eine Überlastung. Zu viel Druck und Kraft in der Muskulatur schadet ebenfalls. Der zu starke Muskel drückt das Blut dann in die falsche Richtung, zum Fuß. Das betrifft aber nur Profisportler oder sehr ambitionierte Hobbysportler. Außerdem können Venenprobleme auftreten, wenn Sportler zu wenig trinken.

TIPP 27

Cellulite als Warnsignal verstehen

Lange Zeit wurde Cellulite nur als ein ästhetisches Problem angesehen. Nun wird aber immer deutlicher, dass Cellulite als Warnsignal verstanden werden sollte. Je ausgeprägter die Cellulite, umso höher das Risiko, später im Leben chronisch zu erkranken.

Hochaktive Fettzellen

Cellulite, diese Dellen an Oberschenkeln und Po, entsteht, weil sich Fettzellen zwischen den Bindegewebsfasern ansammeln. In ihnen entstehen unter anderem entzündungsfördernde Botenstoffe. Sie tragen zur Entstehung chronischer Entzündungsreaktionen bei. Auf Dauer macht das krank.

Cellulite deutet fast immer auf Insulinresistenz hin

Es besteht ein direkter Zusammenhang zwischen Cellulite und Insulinresistenz. Eventuell nicht im gesamten Organismus, aber in den von Cellulite betroffenen Bereichen. Reagieren Zellen nicht mehr richtig auf Insulin, steigt das Risiko von Erkrankungen.

Entzündete Blutgefäße

Charakteristisch für Cellulite sind entzündete Blutgefäße in den betroffenen Regionen. Entzündete Blutgefäße werden als Risikofaktoren einer ganzen Reihe von Krankheiten wie Herz-Kreislauf-Probleme und Diabetes angesehen.

Cellulite erhöht das Krebsrisiko

Typisch ist ein Sauerstoffmangel in den von Cellulite betroffenen Körperregionen. Sauerstoffmangel wirkt als Genschalter. Unter anderem wird ein Gen angeschaltet, woraufhin sich ein bestimmtes Protein vermehrt bildet. Das Protein verteilt sich im gesamten Organismus. Trifft es auf winzige Krebszellen, fördert dieses Protein das unkontrollierte Wachstum. Krebszellen entstehen die ganze Zeit. In einem gesunden Körper werden sie schnell wieder beseitigt. Ist der Körper durch chronische Entzündungsreaktionen angeschlagen, wird es schwieriger. Noch problematischer wird es, wenn das in den von Cellulite gebildete Protein das Wachstum von Krebszellen vorantreibt.

Cellulite ernst nehmen

Aus diesen Gründen sollte man Cellulite ernst nehmen. Sie ist kein Phänomen, von dem alle Frauen natürlicherweise betroffen sind, wie es einige Cremehersteller behaupten. Cellulite ist auch nicht genetisch bedingt. Gene kann man immer an- und ausstellen, und zwar mit einem entsprechenden Lebensstil.

Sport hilft gegen Cellulite

Ausdauer- und Kraftsport, die besonders die Beine beanspruchen, sind ein effektives Mittel zur Prävention und zur Heilung von Cellulite. Die hässlichen Hautveränderungen verschwinden wieder, wenn die Muskulatur trainiert wird. Eine Low-Carb-Ernährung unterstützt den Abbau des Fetts natürlich.

Cellulite verschwindet beim richtigen Lebensstil, auch noch mit 60 oder 70 Jahren.

TIPP 28

Sport kann eine lausige Ernährung nicht ausgleichen

Sport ist unter anderem so gesund, weil es den Blutzuckerspiegel und den Insulinspiegel senkt. Niedrige Insulinspiegel sind wiederum eine der wichtigsten Voraussetzungen für ein langes und gesundes Leben. Sport unterstützt außerdem die körpereigene Entgiftung, trägt zur Darmgesundheit bei, lässt einen gut schlafen und wirkt entzündungshemmend.

Mit der falschen Ernährung macht man all diese positiven Aspekte wieder zunichte. Sport allein wirkt kaum, wenn man weiterhin Softdrinks oder viel Brot konsumiert, mehrmals wöchentlich Alkohol trinkt oder Fast-Food-Gerichte verspeist.

Eine Cola – 30 Minuten Joggen

Cola und andere Softdrinks lassen den Blutzuckerspiegel rasend schnell ansteigen. Nicht nur kurzfristig, sondern auch über längere Zeiträume. Nur 330 Milliliter am Tag führen laut einer Studie zu einem Anstieg des Blutzuckerspiegels nach fünf Tagen von durchschnittlich 3,94 auf 5,2 mmol/l.[37] Pro Tag stieg er um 0,25 mmol/l. In einer anderen Studie wurde herausgefunden, dass man ungefähr 30 Minuten Sport im aeroben Bereich betreiben muss, um den Blutzuckerspiegel um 0,3 mmol/l absinken zu lassen.[38]

Das bedeutet, um die negativen Effekte des Konsums von 330 Millilitern eines Softdrinks wieder auszugleichen, muss man ungefähr 30 Minuten locker laufen. Das heißt gleichzeitig, dass diese 30 Minuten nur dafür gebraucht werden, um den negativen Effekt des Getränks wettzumachen. Diese 30 Minuten wirken sich aber noch nicht sehr positiv auf die Gesundheit aus. Natürlich gilt dieses Zahlenbeispiel nicht nur für Softdrinks wie Cola oder Limonade, sondern auch für viele Fruchtsäfte, für Süßigkeiten, für Kuchen, Nachspeisen, Speiseeis oder Süßstücke vom Bäcker.

Fast Food ruiniert die Darmgesundheit und Entgiftung

Fast Food, wie ein Hamburger mit Pommes, eine Asia-Box, Pizza oder belegte Weißmehlbrötchen vom Bäcker, enthält zu wenige Ballaststoffe. Das verändert die Zusammensetzung der Darmbakterien negativ und kann mit zu einem Leaky Gut, einem durchlässigen Darm, beitragen. Sport fördert die Gesundheit des Darms, doch Fastfood macht sie wieder zunichte.

Fast Food lässt zudem den Blutzuckerspiegel ansteigen. Zur Senkung muss verhältnismäßig viel Sport betrieben werden. Außerdem sind in Pommes, Kartoffelchips, Donuts und vielen weiteren frittierten Produkten Transfette enthalten. Sie tragen zu chronischen Entzündungsreaktionen bei. Der entzündungshemmende Effekt des Sports vermindert sich.

In vielen Fast-Food-Fertiggerichten sind zudem zu wenige Mineralstoffe, Vitamine und gesunde Fette enthalten.

Alkohol vernichtet entzündungshemmende Wirkungen

Alkohol schädigt den Darm. Der positive Effekt des Sports auf die Darmgesundheit ist bereits dahin, wenn man nach dem Sport ein Bierchen trinkt.

Alkohol führt zudem zu chronischen Entzündungsreaktionen. Das passiert schon bei nur wenigen Gläsern Wein oder Bier pro Woche. Die von der Deutschen Gesellschaft für Ernährung als unbedenklich eingestufte Alkoholmenge führt daher bereits zu den negativen Veränderungen. Die entzündungshemmende Wirkung des Sports nimmt erheblich ab, wenn regelmäßig Alkohol getrunken wird.

Alkohol ist ein Gift, das abgebaut werden muss. Wird kein Alkohol konsumiert, stehen vermehrt Ressourcen für die Entgiftung anderer Stoffe zur Verfügung. Sport fördert die Entgiftung. Um die positive Wirkung des Sports zu nutzen, sollte man sie durch den Konsum von Alkohol nicht wieder zunichtemachen.

TIPP 29

Insulinresistenz einfach erkennen

Insulin ist eines der wichtigsten Hormone überhaupt. Bekannt ist es für seine Blutzucker senkende Wirkung. Es macht aber noch sehr viel mehr.

Reagieren Zellen nicht mehr richtig auf Insulin, geraten sie in Energiekrisen. Das spürt man, denn das Leben wird anstrengend, die Freude und die Leichtigkeit sind dahin. Prof. Dr. Benjamin Bikman und andere führende Wissenschaftler auf dem Gebiet der Insulinresistenz halten diese für einen wesentlichen Auslöser chronischer Krankheiten.[39]

Noch werden Patienten nicht auf Insulinresistenz hin untersucht. Erst wenn der Diabetes Typ 2 da ist, schlagen Ärzte Alarm. Insulinresistenz kann aber Jahrzehnte vor einem Diabetes auftreten. Viele leiden auch nur an Insulinresistenz und entwickeln im gesamten Leben keinen Diabetes Typ 2. Insulinresistenz bringt den gesamten Organismus durcheinander. Sie sollte so früh wie möglich erkannt und geheilt werden. Sport zusammen mit einer Low-Carb-Ernährung ist das effektivste Mittel.

Körperliche Merkmale einer Insulinresistenz

Insulin steuert sehr viele verschiedene Abläufe im Organismus. Steigt aufgrund einer Insulinresistenz die Konzentration des Hormons im Blut, kann sich das auf vielen verschiedenen Wegen zeigen. Viele Ärzte bringen die Symptome meist nicht mit einer Insulinresistenz in Verbindung. Folgende körperliche Veränderungen sollten als Warnhinweis verstanden werden:

- **Dunkle Verfärbungen der Haut im Bereich des Nackens oder der Gelenkfalten** (Acanthosis nigricans)**:** Diese Verfärbungen treten auf, da Insulin die Bildung des Hautfarbstoffes Melanin ankurbelt.

- **Fibrome oder Stielwarzen:** Dauerhaft erhöhte Insulinspiegel wirken auf die Wachstumsfaktoren der Haut. Es kommt zum vermehrten Zellwachstum und somit zur Bildung der Hautanhängsel, besonders am Nacken und den Unterarmen.
- **Zyklusstörungen und Unfruchtbarkeit bei Frauen:** Durch eine Insulinresistenz kommt es zum Anstieg androgener Hormone. Sie werden auch als die männlichen Hormone bezeichnet. Eisprung und Menstruation bleiben teilweise aus. Das PCO-Syndrom ist eine typische Folge, ebenso wie ein unerfüllter Kinderwunsch.
- **Erektionsstörungen bei Männern:** Bei einer Insulinresistenz ist die NO-Synthese gestört. NO wird jedoch benötigt, damit sich die Blutgefäße des Penis weiten und so eine Erektion stattfinden kann.
- **Wassereinlagerungen:** Insulinresistenz geht mit erhöhten Blutzuckerwerten einher. Der Zucker beschädigt die winzigen Blutgefäße, wodurch der Blutfluss gestört wird. Flüssigkeit tritt aus den Gefäßen aus und sammelt sich in Füßen und Beinen an.
- **Gelenkschmerzen:** Hohe Blutzuckerspiegel gehen immer mit einer Überproduktion an freien Radikalen einher. Sie können Gelenke angreifen. Zudem treten vermehrt Autoimmunerkrankungen wie rheumatoide Arthritis bei Insulinresistenz auf.
- **Gehirnnebel, Schlafprobleme, Müdigkeit und Schwächegefühl:** Reagieren Zellen nicht mehr richtig auf Insulin, geraten sie in Energiekrisen. Das macht müde und schwach. Vor allem erhält das Gehirn nicht mehr ausreichend Energie, daher der Gehirnnebel. Da auch zum Schlafen Energie benötigt wird, kommt es zu Schlafproblemen.
- **Heißhungerattacken:** Insulin hat die Blutzuckerkonzentration nicht mehr im Griff. Ist der Blutzucker erst hoch und fällt nach einiger Zeit rapide ab, kommt es zu Heißhungerattacken auf Süßes oder andere Kohlenhydrate. Der Blutzuckerspiegel steigt daraufhin wieder an.
- **Kreislaufprobleme und Schwindel:** Eine hohe Blutzuckerkonzentration kann Kreislaufprobleme und Schwindel auslösen. Insulinresistenz geht zudem oft mit zu hohem Blutdruck einher, der ebenfalls Kreislaufprobleme und Schwindel auslösen kann.

Insulinresistenz mit einer einfachen Rechnung feststellen

Eine Insulinresistenz wird klassischerweise anhand des HOMA-Index ermittelt. Dazu wird nach zwölfstündiger Nahrungskarenz am Morgen der Nüchterninsulinspiegel und der Nüchternglucosespiegel gemessen und in Relation zueinander gesetzt.

Obwohl die Messung des HOMA-Index günstig ist, ist er oft keine Kassenleistung und wird auch nicht regelmäßig durchgeführt. Eine Gruppe von Wissenschaftlern hat daher nach einer noch einfacheren Möglichkeit gesucht, eine Insulinresistenz festzustellen.

Sie fanden heraus, dass eine starke Korrelation zwischen dem HOMA-Index und dem Quotienten aus Triglyceriden und HDL-Cholesterin besteht. Der Vorteil, Triglyceride und HDL-Cholesterin werden fast immer bei einer Standard-Blutuntersuchung ermittelt. Liegt der Quotient über 1,6, kann man von einer Insulinresistenz ausgehen.[40]

PRAXISTIPP

Ermitteln Sie Ihre Insulin-Sensitivität

Nehmen Sie sich die Werte Ihrer letzten Laboruntersuchung zur Hand.
Liegen Ihnen die Werte für Triglyceride und HDL-Cholesterin in einer anderen Maßeinheit als mg/dl vor, rechnen Sie sie um. Es gibt Internetseiten mit automatischen Umrechnungen.
Errechnen Sie Ihren Quotienten:

$$\frac{\text{Triglyceride } (\frac{mg}{dl})}{\text{HDL-Cholersterin } (\frac{mg}{dl})} = ?$$

Topwerte liegen um die 0,5.

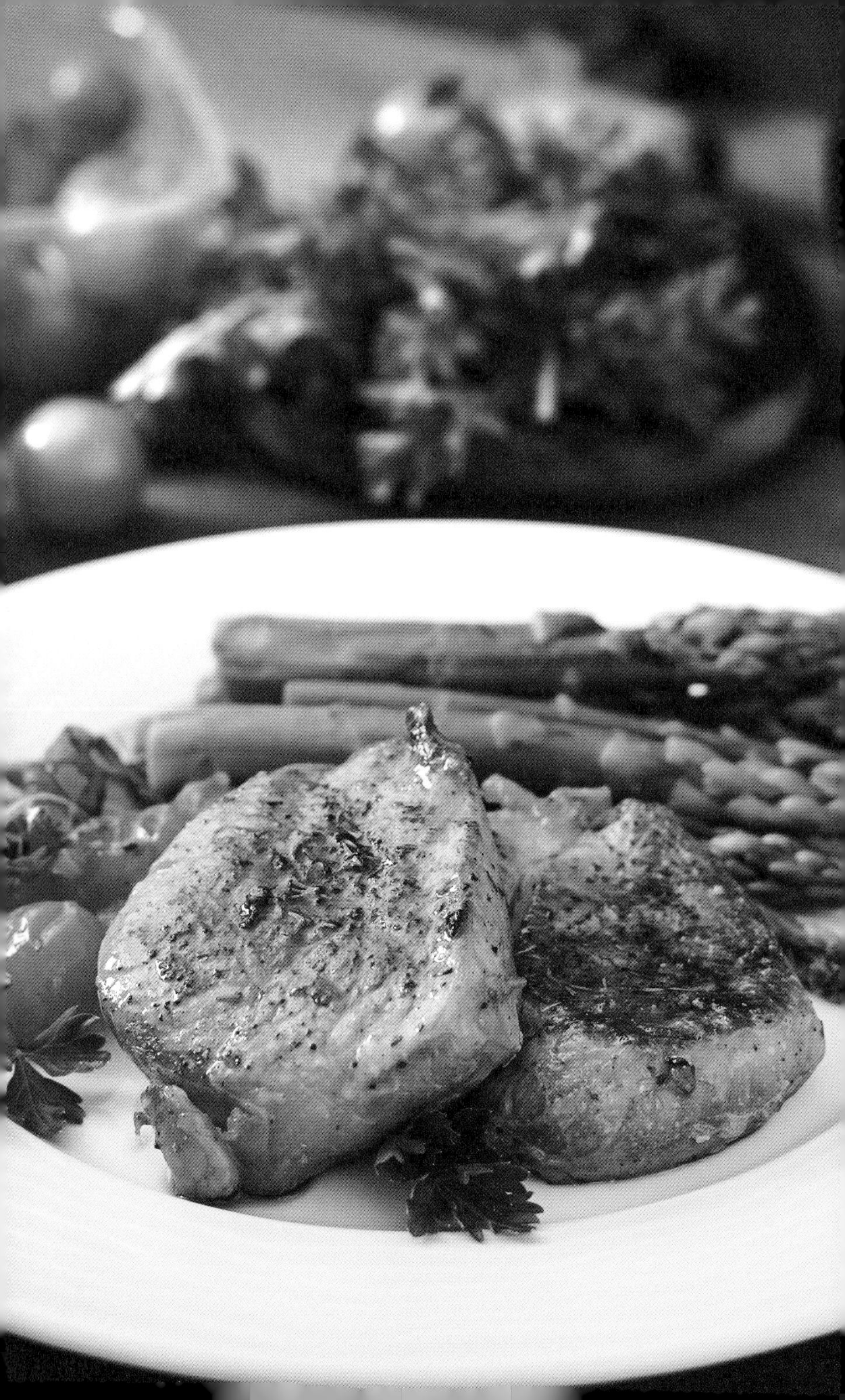

Ernährung zur Steigerung der Kraft und Ausdauer

Der Körper braucht Anstrengung, damit er vermehrt Muskeln aufbaut oder Mitochondrien erneuert. Er braucht aber auch die passenden Baumaterialien dazu. Die müssen gegessen werden.

TIPP 30

Auf Kalorien pfeifen

Mittlerweile rufen so renommierte Institutionen wie die Harvard Medical School dazu auf, das Kalorienzählen sein zu lassen. Endlich! Es handele sich um eine überholte Vorstellung, nämlich nach dem Prinzip »Energie rein – Energie raus«. Dem liegen mehrere Denkfehler zugrunde.

Nahrungsmittel bestehen nicht nur aus Energie

Klar, der Körper benötigt Energie. Die kann er aus Kohlenhydraten, Fettsäuren oder Proteinen gewinnen. Ein Körper braucht aber noch viel mehr als Energie. Lebensmittel liefern all das. Fettsäuren werden zum Aufbau von Zellmembranen, Isolierschichten der Nervenzellen, zur Herstellung von Hormonen, Bildung der Gallensäure und vielem mehr benötigt. Gute Fette sind gesund, der Körper braucht sie. Lebensmittel, die viele Fette enthalten, haben aber auch viele Kalorien. Der Grund: Fette brennen gut. Bitte nicht lachen, aber genauso werden Kalorien ermittelt. Man verbrennt Nahrungsmittel und misst die dabei frei werdende Wärme. Das hat nichts damit zu tun, wie verschiedene Nährstoffe im Körper genutzt werden.

Kalorien sagen nichts über den Nährstoffgehalt aus

Proteine brennen nicht so gut, daher haben sie weniger Kalorien. Der Körper nutzt Proteine aber unter normalen Umständen überhaupt nicht zur Energieherstellung. Nur kurz vorm Verhungern werden Muskelproteine abgebaut und daraus Energie gewonnen. Proteine braucht der Organismus zur Bildung von Antikörpern und Botenstoffen des Immunsystems, für die Synthese von Neurotransmittern, für den Erhalt von Knochen, Zähnen, Sehnen, Bändern, Knorpeln und Muskeln.

Gesunde und schädliche Energieherstellung

Weißbrot liefert hingegen fast nur Energie. Schlechte Energie. Die einfach aufgebauten Kohlenhydrate werden sehr schnell zum Einfachzucker Glucose umgebaut. Dieser gelangt zur Energieherstellung in die Mitochondrien. Wird jedoch Energie aus Glucose gewonnen, bilden sich viel mehr freie Radikale, als wenn Energie aus Fetten entsteht. Eine hohe Konzentration freier Radikale führt zu chronischen Entzündungsreaktionen. 100 Gramm Hackfleisch enthält ungefähr die gleiche Anzahl an Kalorien wie 100 Gramm Weißbrot. Wird das Fett des Hackfleischs zur Energieherstellung genutzt, entstehen viel weniger freie Radikale.

Auch Darmbakterien wollen gefüttert werden

Die Zusammensetzung der Darmbakterien hat einen erheblichen Einfluss auf die Gesundheit und somit auch auf die körperliche Leistungsfähigkeit. Gesundheitsfördernde Bakterien benötigen wasserlösliche Ballaststoffe, wie sie in vielen Gemüse- und Obstsorten vorkommen. Schädliche Bakterien vermehren sich hingegen, wenn viele einfach aufgebaute Kohlenhydrate verzehrt werden, wie sie beispielsweise in Süßigkeiten, Nudeln oder Pizza enthalten sind. Auch dieser Aspekt wird in keiner Weise durch Kalorien dargestellt.

PRAXISTIPP

Zählen Sie anstelle von Kalorien lieber Proteine und Kohlenhydrate

Ermitteln Sie Ihre ideale tägliche Proteinaufnahme:

- Körpergewicht in kg x 1,5 = optimale Menge an Protein in Gramm pro Tag.
- Die Menge an Kohlenhydraten sollten Sie langfristig auf ca. 50 Gramm pro Tag beschränken.

Es gibt viele Apps und Internetseiten, auf denen die Protein- und Kohlenhydratmengen verschiedener Lebensmittel aufgelistet sind.

TIPP **31**

Sport ohne richtige Ernährung macht krank

Der Körper braucht Sport. Der Körper braucht aber auch die richtige Ernährung, um den körperlichen Anstrengungen gewachsen zu sein. Eigentlich eine Selbstverständlichkeit. Ist es oft aber nicht. Ich will nicht wissen, wie viele Profisportler ihre Karrieren beendeten, nur weil sie nicht ausreichend Proteine oder Eisen zu sich genommen hatten.

Hobbysportler sind ebenfalls betroffen. Dass Sport gut für die Gesundheit ist, wissen viele. Wie wichtig aber die richtige Ernährung ist, wissen viele nicht. Dass Sport ohne die richtige Ernährung sogar das Immunsystem auf Dauer schwächt, wissen viele ebenfalls nicht. Das Immunsystem ist jedoch der wesentliche Faktor für ein langes und gesundes Leben. Schwächelt es, steigt das Krebsrisiko signifikant. Aber auch andere chronische Erkrankungen wie Rheuma, Alzheimer oder Depressionen können auftreten.

Übertrainingssyndrom durch Proteinmangel

Profis wie Hobbysportler übertreiben es manchmal. Sie trainieren zu viel oder zu intensiv oder sie nehmen sich zu wenig Zeit für die Regeneration. Symptome eines Übertrainings treten aber auch auf, wenn zu wenig Proteine verzehrt werden. Oder wenn beide Missstände zusammentreffen. Folgende Beschwerden sind typisch:

- anhaltende Schmerzen in den Beinen, in Muskeln oder Gelenken, Kopfschmerzen,
- Müdigkeit und das Gefühl, ausgelaugt zu sein,
- Schlaflosigkeit,
- abnehmende sportliche Leistungsfähigkeit,
- vermehrte Verletzungen,
- geschwächtes Immunsystem.

Wer Sport treibt, braucht mehr Eisen

Durch intensives Training steigt der Eisenbedarf um fast 70 Prozent im Vergleich zur sitzenden Bevölkerung. Eisen geht über den Schweiß aber auch über den Urin verloren. Außerdem werden rote Blutkörperchen unter starker körperlicher Belastung schneller abgebaut. Dabei geht ebenfalls Eisen verloren. Bei Frauen kommen noch die Folgen der monatlichen Menstruation hinzu. Eisen ist für die sportliche Leistungsfähigkeit und die Gesundheit jedoch essenziell. Bei einem Mangel kann es zu folgenden Symptomen kommen:

- abnehmende Leistungsfähigkeit, vor allem eine abnehmende VO_2max,
- reduzierte Hämoglobinwerte,
- Müdigkeit und das Gefühl, ausgelaugt zu sein,
- erhöhter Puls,
- Kurzatmigkeit bei Anstrengungen,
- Kopfschmerzen und Schwindel.

Treten diese Beschwerden auf, sollten auf jeden Fall die Eisenwerte untersucht und bei einem Mangel Eisen substituiert werden.

Nach dem Schwitzen auftanken: Elektrolyte

Elektrolyte sind eine ganz spezielle Gruppe von Mineralstoffen und Salzen. Zu ihnen zählen Magnesium, Kalium, Calcium, Natrium, Chlorid, Phosphat und Hydrogencarbonat. Sie sorgen dafür, dass Muskulatur und Nervensystem richtig funktionieren. Sie sind aber auch an der Regulation des Wasserhaushalts und des Gleichgewichtes aus Säuren und Basen beteiligt. Elektrolyte gehen über den Schweiß verloren, daher müssen Sportler besonders auf eine gute Versorgung achten. Fehlt es an Elektrolyten, kommt es zu folgenden Symptomen:

- Muskelkrämpfe und/oder Übelkeit,
- Kopfschmerzen,
- niedriger Blutdruck,
- Kribbeln in den Gliedmaßen,
- Leistungsschwäche,

- Herzrhythmusstörungen,
- geistige Verwirrung oder Teilnahmslosigkeit,
- längere Regenerationszeiten.

Omega 3 für alle

An Omega-3-Fettsäuren mangelt es fast allen Menschen, die sie nicht zusätzlich in Form von Kapseln oder Ölen einnehmen. Für Sportler hat das besondere Auswirkungen. Denn Omega-3-Fettsäuren wirken heilend, auch auf die kleinen Muskelverletzungen, die bei einem intensiven Training entstehen. Bei einem Mangel braucht der Körper länger, um sich vom Training zu erholen. Nimmt der Mangel an Omega-3-Fettsäuren zu, steigt das Risiko chronischer Entzündungsreaktionen.

Vitamin D auch für Draußen-Läufer

Selbst Läufer, Radfahrer und Inlineskater, die viele Stunden im Sonnenschein trainieren, leiden meist an einem Vitamin-D-Mangel.

Sportler brauchen jedoch besonders viel Vitamin D. Das Sonnenvitamin wird für die Regeneration der Muskulatur nach intensiven Trainingseinheiten benötigt und zur Aufrechterhaltung stabiler Knochen. Bei einem Vitamin-D-Mangel kann es zur vermehrten Infektanfälligkeit nach intensivem Training oder Wettkämpfen kommen.

PRAXISTIPP

Lassen Sie Ihre Versorgung mit Vitamin D überprüfen

Der Wert Ihres 25-Hydroxy-Vitamin-D sollte zwischen 70 – 80 ng/ml bzw. 174,7 – 200,0 nmol/l liegen. Bei einem Mangel sollte Vitamin D zusammen mit Vitamin K_2 eingenommen werden. Lassen Sie Ihren Spiegel nach ungefähr sechs Monaten erneut kontrollieren und passen Sie, falls nötig, Ihre Dosierung an.

SELBST-CHECK

Wie gut versorge ich mich mit Nährstoffen?

Ich achte auf eine tägliche Proteinzufuhr von 1,5 Gramm Protein pro Kilogramm Körpergewicht.	j	n
Ich genieße häufig Olivenöl, Butter, Butterschmalz (Ghee), Fleisch und fetten Fisch.	j	n
Getreide (Brot, Kuchen, Nudeln, Pizza, Gebäck etc.) meide ich.	j	n
Ich trinke keinen oder fast keinen Alkohol.	j	n
Ich esse täglich frisch zubereitetes Gemüse oder Salat.	j	n
Fertigprodukte meide ich.	j	n
Ich bereite meine Speisen größtenteils selbst zu.	j	n
Ich kenne meine Nährstofflücken (Zink, Eisen, Magnesium,Selen, Natrium, Jod, Vitamin D und E, B-Vitamine, Aminosäuren, Omega 3, Gesamtprotein).	j	n
Ich nehme entsprechend meiner Nährstofflücken Nahrungsergänzungsmittel ein.	j	n
Ich lasse meine Nährstoffversorgung mindestens einmal jährlich im Blut untersuchen.	j	n

Je häufiger Sie mit Ja geantwortet haben, umso besser sind Sie mit Nährstoffen versorgt.

TIPP 32

Nährstoffe für das Nervensystem

Beim Laufen, Schwimmen oder Fahrradfahren, beim Wandern, Rudern oder Inlineskaten bewegt sich die Muskulatur kontinuierlich. Sie erhält dazu Signale vom Gehirn. Damit die Signalübertragung optimal funktioniert, ist die Versorgung mit bestimmten Nährstoffen wichtig.

Cholin für die Herstellung von Neurotransmittern

Für die Übertragung von Nervensignalen ist vor allem der Neurotransmitter Acetylcholin verantwortlich. Acetylcholin bildet sich aus Cholin und Acetyl-Coenzym A, kurz Acetyl-CoA. Cholin wurde lange Zeit als Vitamin B_4 bezeichnet. Erst später wurde erkannt, dass der Körper Cholin auch selbst herstellen kann und es sich somit nicht um ein echtes Vitamin handelt. Heute wird Cholin als semiessenzielle, vitaminähnliche Substanz bewertet. Besonders reichlich kommt es in Eiern und Innereien sowie in Nüssen und Samen vor.

Acetyl-CoA ist fast so etwas wie ein Universalstoff des Körpers. Er ist sogar Ausgangsstoff des Energiestoffwechsels. Der Körper kann Acetyl-CoA aus Fettsäuren, aus Kohlenhydraten oder aus Proteinen herstellen. An Acetyl-CoA mangelt es den wenigsten. Auch mit Cholin ist fast jeder ausreichend versorgt, jedoch sollten Sportler darauf achten, ungefähr 0,5 bis 1 Gramm Cholin pro Tag zu sich zu nehmen.

Marathonläufer müssen auf ihre Cholinversorgung achten

In mehreren Studien konnte kein Abfall des Cholinspiegels durch Sport festgestellt werden. Bei Marathonläufern sieht es jedoch etwas anders aus. Einige Wissenschaftler gehen davon aus, dass das Taumeln, an dem einige Marathonläufer zum Ende des Wettkampfs hin leiden, zum Teil an einem Cholinmangel liegt. Da kaum noch Cholin vorhanden ist, entsteht viel zu wenig Acetylcholin. Die Signalübertragung vom Gehirn auf die Muskultur ist beeinträchtigt. Da hilft auch keine Willenskraft mehr, wenn die Körperchemie nicht mehr mitspielt.[41] Wer mehr als zwei Stunden am Stück trainiert oder einen Marathon läuft, wird daher wahrscheinlich von der Cholin-Einnahme profitieren. Ich empfehle, 2,5 Gramm ungefähr eine Stunde vor dem Wettkampf oder Training einzunehmen.

Kalium und Natrium für die schnelle Leitung

Nervenimpulse verbreiten sich innerhalb eines Nervs aufgrund des raffinierten Austauschs von Kalium- und Natrium-Ionen. Mangelt es an den beiden Stoffen, gelangt die Weiterleitung von Nervenimpulsen ins Stocken. Das kann vor allem auch die Herzmuskulatur betreffen. Kalium und Natrium gehören zu den Elektrolyten. Wer viel schwitzt, verliert sie. An Natrium mangelt es jedoch den wenigsten, die ihrer Vorliebe nach Salz freien Lauf lassen. Bei Kalium sieht es etwas anders aus. Der Mineralstoff kommt vor allem in Gemüse vor. Besonders kaliumreich sind Tomaten.

B-Vitamine und Omega 3 für gesunde Nervenzellen

Die meisten Nervenzellen haben einen langen Fortsatz. Wie ein Seil zieht er sich durch das Nervengewebe. Dieser Fortsatz heißt Axon und ist besonders wichtig für die Weiterleitung von Nervenimpulsen. Damit Nervensignale schnell übertragen werden, sind die Axone mit einer sogenannten Myelinschicht umwickelt. Aber nicht durchgehend, sondern immer nur in kleinen Abschnitten. Der Nervenimpuls, also der Austausch der Kalium- und Natrium-Ionen, springt dann von Lücke zu Lücke. Das beschleunigt die Weiterleitung des Signals enorm.

Die Myelinschicht besteht aus Fettsäuren. Omega 3 ist besonders gut für eine gesunde Myelinschicht. Damit die Myelinschicht intakt bleibt, ist sie auf eine gute Versorgung mit Vitamin B_{12} angewiesen. Ebenso wichtig sind Vitamin B_1 und B_6. B_1 schützt Nervenzellen vor freien Radikalen und Vitamin B_6 ist an der Synthese verschiedener Neurotransmitter beteiligt.

TIPP 33

Nur mit Proteinen funktioniert's

Proteine sind so wichtig wie Sauerstoff und Wasser. Muskeln bestehen zum Großteil aus Proteinen. Die Knochenmatrix ist aus Proteinen aufgebaut und auch Sehnen und Bänder sind Proteinstrukturen. Aber da hört es noch nicht auf. Proteine für Muskeln, Knochen, Bänder und Sehnen müssen ständig neu gebildet werden. Das erledigen wiederum Enzyme, die ebenfalls aus Proteinen bestehen. Proteine sind darüber hinaus essenziell für das Immunsystem. Sie werden zur Bildung von Botenstoffen für das Nervensystem und die Herstellung einiger Hormone benötig. Der Organismus ist auf Proteine angewiesen. Für Sportler ist eine gute Proteinversorgung besonders wichtig.

Gründe für einen Proteinmangel gibt es viele

Die Ernährung vieler Vegetarier und Veganer enthält zu wenig Proteine. Darmprobleme wie Zöliakie, Morbus Crohn, Colitis ulcerosa oder andere entzündliche Darmerkrankungen können ebenfalls zu einem Proteinmangel führen. Besonders gefährdet sind Menschen über 60 Jahre. Der Darm nimmt ab ungefähr diesem Alter Proteine nicht mehr so gut auf. Im Alter müsste die Proteinaufnahme daher zunehmen, um die mangelnde Aufnahme im Darm zu kompensieren. Das Essverhalten vieler Senioren spiegelt den erhöhten Bedarf jedoch oft nicht wider. Aber auch viele, die überzeugt sind, dass sie sich gesund und ausgeglichen ernähren, nehmen zu wenige Proteine auf.

Heißhunger und Lust auf Süßes

Ständiger Hunger kann ein Zeichen eines Proteinmangels sein. Besonders wenn man Lust auf Eier, Fisch oder Fleisch verspürt.

Ein Proteinmangel kann aber auch zu Heißhungerattacken auf Süßes, Brot oder andere Kohlenhydrate führen. Obwohl Proteine nicht direkt zur Energieherstellung genutzt werden, führt ein Proteinmangel zu allgemeiner Schwäche. Kohlenhydrate liefern die schnellste Energie, womit die Schwäche kurzfristig verschwindet. Sind die Kohlenhydrate aufgebraucht, treten Schwäche und Heißhungerattacke auf ein Neues auf.

Typische Symptome eines Proteinmangels

Proteine sind an allen wichtigen Körperfunktionen beteiligt. Daher zeigt sich ein Proteinmangel auch auf viele verschiedene Weisen. Jeder Mensch ist zudem anders. Bei dem einen zeigt sich der Mangel eher in Form eines schlechten Immunsystems und Kopfschmerzen, bei dem anderen anhand abnehmender Muskulatur. Wenn Sie jedoch an einem oder mehreren der folgenden Symptome leiden, sollten Sie einen Proteinmangel in Betracht ziehen:

- kein Muskelaufbau trotz Trainings,
- Gelenkschmerzen,
- Blässe, niedrige Hämoglobinwerte,
- Fettleber,
- brüchige Fingernägel oder Haarausfall,
- Schlafprobleme,
- Kopfschmerzen,
- schlechtes Immunsystem,
- Müdigkeit,
- geschwollene Füße.

Proteinversorgung messen lassen

Leider gibt es keine Möglichkeit, die Proteinversorgung im gesamten Körper zu erfassen. Die Medizin bedient sich einer Hilfskonstruktion, der Messung des Gesamtproteins im Blut.

Das sogenannte Gesamtprotein besteht zum Großteil aus Albuminen und Globulinen. Diese Proteine übernehmen ganz andere Aufgaben als die Strukturproteine für die Muskeln und Knochen oder die Proteine für die Herstellung von Botenstoffen. Albumine dienen vor allem als Transporter. Unter anderem transportieren sie Fette und Wasser. Bei einer zu niedrigen Albuminkonzentration kommt es zu Wassereinlagerungen, vor allem in den Füßen und Beinen. Globuline übernehmen ebenfalls verschiedene Aufgaben. Unter anderem sind sie als Immunglobuline (Antikörper) Teil des Immunsystems.

Bei einem Proteinmangel werden nicht nur zu wenige neue Proteinstrukturen für Muskeln, Knochen, Immunsystem und Botenstoffe gebildet, es entstehen auch zu wenige Albumine und Globuline. Aufgrund des beschriebenen Zusammenhangs geht man daher davon aus, dass bei einem niedrigen Gesamtprotein (Albumin und Globuline) ein Proteinmangel herrscht, zumindest wenn keine anderen Krankheiten bekannt sind.

Gründe für ein zu niedriges Gesamteiweiß

Niedrige Gesamteiweißwerte sollten einen aufhorchen lassen. Etwas stimmt nicht. Leider ist es aber nicht immer die mangelnde Aufnahme von Proteinen, die zu einem zu niedrigen Wert führt. Viele gesundheitliche Probleme erniedrigen ebenfalls das Gesamteiweiß. Daher muss man diesen Wert immer in Relation mit dem allgemeinen Gesundheitszustand sehen.

Bei einigen Erkrankungen kommt es zu einem vermehrten Proteinverlust, welcher sich dann in niedrigen Werten des Gesamtproteins zeigt. Nierenerkrankungen und chronische Entzündungen im Magen-Darm-Trakt führen zu einem Proteinverlust. Bei Verbrennungen steigt der Proteinbedarf extrem, was sich ebenfalls in niedrigen Werten des Gesamtproteins zeigt.

Eine mangelnde Proteinsynthese kann ebenfalls zu niedrigen Werten führen. Dies kann verschiedene Gründe haben. Die Aufnahme von zu wenig Proteinen über die Nahrung ist nur einer. Manchmal ist ein Zinkmangel Grund für die geringe Syntheseleistung. Auch Leberschäden sowie einige Krebserkrankungen führen zu einer verminderten Synthese der Proteine Albumin und Globulin.

Eine übermäßige Flüssigkeitszufuhr vor der Blutabnahme kann die Messung verfälschen. Das Gesamtprotein wird als zu niedrig ermittelt.

Zu hohes Gesamteiweiß ist auch nicht gut

Ein zu hohes Gesamteiweiß deutet in keiner Weise auf eine gute Proteinversorgung hin. Ganz im Gegenteil, es kommt meistens durch Erkrankungen zustande. Meist führt die gesteigerte Synthese bestimmter Globuline zu einem erhöhten Gesamteiweißwert. Diese Globuline werden jedoch bei Entzündungsreaktionen gebildet. Nicht gut. Einige Krebserkrankungen können das Gesamteiweiß ebenfalls ansteigen lassen. Eine Dehydratation verfälscht den Messwert. Er wird als zu hoch angegeben, obwohl die Gesamtmenge gar nicht erhöht ist.

PRAXISTIPP

Lassen Sie Ihr Gesamtprotein messen

Das Ergebnis der Messung des Gesamtproteins erlaubt nur Rückschlüsse auf die Proteinversorgung, wenn folgende Voraussetzungen erfüllt sind:

- keine Erkrankungen der Nieren oder der Leber,
- keine chronischen Infektionen (Epstein-Barr-Virus, Hepatitis usw.),
- gute, allgemeine Gesamtgesundheit,
- eine gute, aber nicht zu hohe Flüssigkeitsversorgung.

Ihr Wert sollte zwischen 7,7 und 8,8 g/dl liegen.

TIPP 34

Fette kurbeln die Leistungsfähigkeit an

Über Jahrzehnte hat uns die Lebensmittelindustrie weisgemacht, dass Fette schuld am Übergewicht sind. Es entstanden Lightprodukte. Viele haben das angebliche Fettproblem so verinnerlicht, dass sie automatisch das Fett am Schinken oder Krustenbraten abschneiden. Und was ist in all den Jahren der Lightprodukte und Low-Fat-Initiativen passiert? Im Durchschnitt ist die Bevölkerung dicker geworden. Kein Wunder, denn Fett ohne Kohlenhydrate führt überhaupt nicht zu Übergewicht. Ganz im Gegenteil, wir brauchen sogar Nahrungsfette, um unsere Fettpölsterchen abzubauen. Fett ist lebenswichtig. Ohne die richtigen Fettsäuren werden wir krank. Fett steigert zudem die sportliche Leistungsfähigkeit.

Fettverbrennung bedeutet Ausdauerstärke

10, 20 oder mehr Kilometer am Stück laufen. Für viele, die das regelmäßig tun, ein Genuss. Es fühlt sich einfach gut an. Das gelingt besonders einfach, wenn der Großteil der Energie hierfür aus Fetten hergestellt wird und nicht aus Glucose bzw. dem gespeicherten Glykogen.

Die Portion Nudeln am Vorabend und die große Schale Müsli zum Frühstück vor einem langen Lauf führen genau zum gegenteiligen Effekt. Der Insulinspiegel ist hoch, die Glykogenspeicher gefüllt. Man fängt an zu laufen, Energie wird aus Glucose und Glykogen gewonnen. Dann sind die Speicher irgendwann leer. Man kann nicht mehr. Ganz plötzlich. Heißt im Marathon »Mann mit dem Hammer«.

Das passiert nicht, wenn man sich Low Carb ernährt. Dann bleibt der Insulinspiegel relativ niedrig. Der Transport der Fette in die Mitochondrien wird nicht durch Insulin blockiert. Zur Energieherstellung werden größtenteils Fettsäuren genutzt. Bei Fettsäuren gibt es kein Nachschubproblem. Fett für einen langen Lauf hat jeder genug. Kein plötzlicher Leistungseinbruch. Freude pur.

Studie zeigt bessere Leistungen mit Low-Carb- und High-Fat-Ernährung

20 männliche Ausdauersportler, die sich alle vor der Studie kohlenhydratreich ernährten, wurden in zwei Gruppen aufgeteilt. Die Männer der einen Gruppe ernährten sich daraufhin High Carb, Low Fat, also mit vielen Kohlenhydraten und wenigen Fetten. Die andere Gruppe ernährte sich Low Carb, High Fat, also mit wenigen Kohlenhydraten und viel Fett. Die Menge an verzehrten Proteinen war in beiden Gruppen ungefähr gleich. Alle Probanden absolvierten daraufhin das gleiche zwölfwöchige Trainingsprogramm.

Vor und nach der Ernährungsumstellung und dem Training wurden die Körperzusammensetzung hinsichtlich des Fett- und Muskelanteils sowie einige Fitnessparameter gemessen. Unter anderem absolvierten sie vor und nach der Intervention ein Zeitfahren über 100 Kilometer auf dem Fahrrad sowie Sprints. Außerdem wurde ihre Kraft gemessen.

Die Ergebnisse überzeugten. Die Athleten der Low-Carb-, High-Fat-Gruppe verloren mehr Körperfett, sprinteten schneller und hatten mehr Kraft. Während des 100-km-Zeitfahrens zeigten sich zwar keine signifikanten Unterschiede in den Zeiten, allerdings gab es bemerkenswerte Unterschiede in der Art der Energieherstellung. Die Energie wurde bei den Athleten in dieser Gruppe zum wesentlich größeren Anteil aus Fettsäuren hergestellt. Das ist die gesündere Art der Energieherstellung.[42] Bei ihr entstehen wesentlich weniger freie Radikale. Daher sollte immer möglichst viel Energie aus Fettsäuren hergestellt werden.

PRAXISTIPP !

Lassen Sie Ihren Omega-3-Index bestimmen

Lassen Sie direkt in einem Labor, bei einem Heilpraktiker oder einer Hausärztin Ihren Omega-3-Index bestimmen. Er sollte zwischen 8 und 16 Prozent liegen. Bei Mangel nehmen Sie Omega 3 ein.

SELBST-CHECK

Nehme ich ausreichend Fette zu mir?

Ich friere sehr häufig.	j	n
Ich bin oft unkonzentriert.	j	n
Meine Haut ist trocken und schuppig.	j	n
Ich habe Haarausfall.	j	n
Ich bin ständig hungrig.	j	n
Ich bin nachtblind.	j	n
Wunden heilen bei mir nur sehr langsam.	j	n

Je häufiger Sie mit Ja geantwortet haben, umso wahrscheinlicher nehmen Sie nicht genügend Fett über die Nahrung auf. Die Symptome können aber auch Anzeichen anderer Nährstoffmängel sein.

TIPP **35**

Ballaststoffe für die Extraportion Energie und fürs Immunsystem

Ballaststoffe sind gut für den Darm. Sport ist ebenfalls gut für den Darm. Fast kaum erforscht ist die Frage, inwieweit eine ballaststoffreiche Ernährung auch direkt die sportliche Leistungsfähigkeit steigert. Einige wenige interessante Erkenntnisse gibt es jedoch.

Energie aus frischem Gemüse und Salat

Mitochondrien können Energie aus einfach aufgebauten Kohlenhydraten oder Fetten herstellen. Gemüse und Salat enthalten kaum einfach aufgebaute Kohlenhydrate und auch kaum Fette. Stattdessen sind sie vollgepackt mit komplex aufgebauten Kohlenhydraten, sogenannten Ballaststoffen.

Im Dickdarm werden die Ballaststoffe von speziellen Bakterien vergärt. Dabei entstehen kurzkettige Fettsäuren, vor allem Butyrat, Acetat und Propionat. Insgesamt ungefähr 20 bis 30 Gramm pro Tag. Die kurzkettige Fettsäure Butyrat wird vor allem direkt von den Darmbakterien wieder aufgenommen. Sie nutzen sie als Energiequelle. Acetat und Propionat treten aus dem Darm in die Blutbahn über und gelangen in den Organismus.

Die Mitochondrien der Skelettmuskulatur, genauso wie die Zellen der Darmwand, können kurzkettige Fettsäuren für die Herstellung von Energie nutzen. Das Interessante daran: Sie werden anders als Palmitinsäure in die Mitochondrien transportiert. Palmitinsäure ist eine der am häufigsten verwendeten Fettsäuren zur Energieherstellung. Für ihren Transport durch die Mitochondrienmembran wird die Aminosäure Carnitin benötigt. Daher ist Carnitin bei Sportlern so beliebt. Für den Transport der kurzkettigen Fettsäuren Acetat und Propionat wird hingegen kein Carnitin gebraucht. Die kurzkettigen Fettsäuren sind so etwas wie eine zusätzliche Energiereserve.[43]

Bessere Regeneration und Infektionsprävention

Intensives Training geht häufig mit mikroskopisch kleinen Verletzungen einher. Bei Wettkämpfen sind kleine Verletzungen in der Muskulatur an der Tagesordnung. Aber auch größere Verletzungen wie blaue Flecken durch Zusammenstöße oder durch Stürze sowie Zerrungen und Schürfwunden sind bei vielen Wettkämpfen gang und gäbe.

Nach Verletzungen muss immer das Immunsystem ran. Es transportiert Zellschrott ab, repariert und veranlasst die Bildung neuer Zellen. Kurzkettige Fettsäuren, wie sie bei der Vergärung von Ballaststoffen im Dickdarm entstehen, stärken das Immunsystem. Daher gehen Wissenschaftler davon aus, dass Gemüse, Salat und auch nicht zu süßes Obst die Regenerations- und Heilungszeiten von Sportlern reduzieren.

Viele Athleten bewegen sich nah an der Grenze zur Überlastung. Das zeigt sich in regelmäßigen Infekten. Kurzkettige Fettsäuren wirken dem entgegen. Das ist nicht nur insgesamt gut für den Organismus, sondern steigert auch Kraft und Ausdauer. Intensives Training wird somit oft erst möglich.[44]

PRAXISTIPP !

Gemüse, Salat und Co.

Füllen Sie Ihren Teller zu zwei Dritteln mit Gemüse, Salat oder Rohkost zum Mittag- und zum Abendessen.

TIPP **36**

Mit Mineralstoffen, Vitaminen und Co. zu mehr Energie

Wie fit Sie sind, hängt nicht nur davon ab, wie viel Sie laufen, Tennis spielen oder sich im Fitnessstudio auspowern, sondern auch davon, ob Sie mit allen Nährstoffen versorgt sind, die für den Energiestoffwechsel gebraucht werden.

Enzyme brauchen Cofaktoren

Die Energieherstellung ist äußerst komplex. Jede Menge Enzyme sind am Umbau von Glucose, Fetten und Acetyl-CoA beteiligt, damit Energiepartikel (ATP) entstehen. Einige dieser Enzyme funktionieren nur, wenn ihnen bestimmte Cofaktoren zur Verfügung stehen. Das können Mineralstoffe oder Vitamine sein. Erst wenn die Cofaktoren eine Verbindung mit dem Enzym eingehen, werden sie aktiv. Das heißt im Umkehrschluss, fehlen wichtige Cofaktoren, können Glucose, Fette oder Acetyl-CoA nicht in ausreichenden Mengen zur Herstellung von Energie genutzt werden.

Einer der wichtigsten Cofaktoren ist Magnesium. Es aktiviert eine ganze Reihe verschiedener Enzyme des Energiestoffwechsels. Ein weiteres Enzym benötigt Kalium, eines benötigt α-Liponsäure, eines eine Verbindung aus Thiamin (Vitamin B_1) mit zwei Phosphatresten, zwei Enzyme benötigen Eisen und Schwefel und eines Mangan. Ein Enzym funktioniert zudem nur bei relativ geringer Konzentration an freien Radikalen. Daher ist es indirekt auf das starke Antioxidans Glutathion angewiesen.

Energietransporter werden aus B-Vitaminen gebildet

Energie in Form von ATP entsteht nicht direkt aus Glucose oder Fettsäuren. Stattdessen bilden sich zunächst sehr viele positiv geladene Wasserstoffmoleküle, die zum Ort der finalen aeroben Energieherstellung transportiert werden. Für den Transport sind ganz bestimmte Moleküle verantwortlich. Sie heißen NAD und FAD. Sie werden aus Niacin (Vitamin B_3) und Riboflavin (Vitamin B_2) gebildet. Ein Mangel dieser beiden Vitamine ist selten, kommt aber gelegentlich vor.

Mineralstoffe für die Funktion der Proteinkomplexe

An der aeroben Energieherstellung sind vier verschiedene Proteinkomplexe beteiligt. Die ersten beiden benötigen Eisen und Schwefel, der dritte Eisen und der vierte wiederum Eisen und Kupfer. Omega 3 erhöht die Leistungsfähigkeit der verschiedenen Proteinkomplexe. Für das reibungslose Zusammenspiel der Proteinkomplexe ist zudem Ubiquinon erforderlich. Der Stoff ist auch als Coenzym Q_{10} bekannt. Ubiquinon wird aus den Aminosäuren Tyrosin bzw. Phenylalanin gebildet sowie aus einem Stoff aus dem Cholesterinstoffwechsel.

Statine hemmen die Ubiquinon-Synthese

Statine hemmen die Bildung von Mevalonat. Dieser Stoff wird normalerweise auf zwei Wegen weiter verstoffwechselt. Einerseits entsteht dadurch Cholesterin, andererseits Ubiquinon. Durch die Hemmung nimmt die Herstellung von Cholesterin und Ubiquinon ab. Das wirkt sich negativ auf die aerobe Energieherstellung aus.

Phosphatreste und Aminosäuren

Enzyme und Proteinkomplexe, die an der Energieherstellung beteiligt sind, bestehen aus Aminosäuren. Damit die Energieherstellung richtig funktioniert, ist daher eine gute Versorgung mit Proteinen essenziell.

Energie entsteht letztlich, indem ein Phosphatrest an ein Molekül namens ADP angehängt wird. Es wird zu ATP, Adenosintriphosphat. Für die Bildung von ATP braucht es somit Phosphatreste. Sie kommen vor allem in Proteinen vor.

PRAXISTIPP

Lassen Sie wichtige Mineralstoffe und B-Vitamine untersuchen

	Idealer Wert in mol	Idealer Wert in g
Ferritin	F: 0,29 – 0,36 nmol/l	F: 130 – 160 µg/l
	M: 0,29 – 0,90 nmol/l	M: 130 – 400 µg/l
Natrium	134 – 150 mmol/l	308,00 – 345,99 mg/dl
Kalium	3,8 – 5,6 mmol/l	14,84 – 21,87 mg/dl
Calcium	2,25 – 2,62 mmol/l	9,00 – 10,48 mg/dl
Magnesium	0,9 – 1,1 mmol/l	2,2 – 2,7 mg/dl
Zink	11,9 – 18,4 µmol/l	780 – 1200 µg/l
Selen		150 – 200 µg/l
Vitamin B_{12}	737,8 – 1475,6 pmol/l	1000 – 2000 pg/ml
Folsäure	34,0 – 56,6 nmol/l	15 – 25 µg/l

Mängel können Sie mit der Einnahme von Nahrungsergänzungsmitteln beheben. Kontrollieren Sie Ihre Werte nach ungefähr sechs Monaten und passen Sie eventuell die Dosierung an.

TIPP 37

Nährstoffe für den Muskelaufbau

Bei Muskelaufbau und Nährstoffen denkt wahrscheinlich fast jeder sofort an Proteine. Klar, sie sind die wichtigsten Bausteine, aber damit aus dem Proteinshake oder dem Rinderfilet auch Muskulatur wird, ist einiges mehr zu beachten.

Malabsorption aufgrund eines angeschlagenen Darms

Bei chronischen Darmentzündungen oder einem Leaky Gut vermindert sich die Absorption von Proteinen aus dem Darm. Unter diesen Umständen kann der Konsum von sehr viel Protein sogar negative Folgen haben. Zu große Proteinstrukturen gelangen durch die winzigen Löcher direkt in den Blutkreislauf. Dort werden sie als Fremdkörper bekämpft und fachen chronische Entzündungsreaktionen an.

Zink kurbelt den Muskelaufbau an

Im Gegensatz zu anderen Vitaminen oder Mineralstoffen kann der Körper Zink nicht speichern. Zink muss somit ständig über die Nahrung oder zusätzlich über Nahrungsergänzungsmittel aufgenommen werden.

Zink ist an etwa 3000 verschiedenen Abläufen im Organismus beteiligt. Besonders wichtig für den Muskelaufbau sind hier sogenannte Zinkfingerproteine. Sie binden an die DNA und schalten Gene an, die daraufhin dafür sorgen, dass sich neue Muskelzellen sowie neues Muskelprotein bilden. Fehlt Zink, fehlen Zinkfingerproteine, das schwächt das Muskelwachstum.

Vielen Sportlern fehlt Zink, da der Mineralstoff auch an der Reduktion von oxidativem Stress beteiligt ist, der natürlicherweise während intensiver körperlicher Anstrengung herrscht. Außerdem wirkt Zink an der Heilung der winzigen Muskelfaserrisse mit, die während intensiver Trainings auftreten. Sportler haben einen erhöhten Zinkbedarf.[45]

Die Aufnahme von Zink im Darm wird durch Phytate gehemmt. Sie kommen in Hülsenfrüchten, Vollkornprodukten und Ölsaaten sowie Nüssen vor. Proteine steigern hingegen die Absorption von Zink. Daher sollte der Mineralstoff idealerweise zusammen mit einem Proteinshake, aber ohne weitere Nahrungsmittel aufgenommen werden. Bei nur mildem Zinkmangel kann man ruhig alle Nahrungsergänzungsmittel zusammen mit einer Mahlzeit einnehmen.

Eisen und Vitamin C für die Synthese von Strukturproteinen

Seit einiger Zeit ist bekannt, dass Eisenmangel die Muskulatur schwächt. Nur die zugrunde liegenden Mechanismen sind immer noch nicht komplett erforscht. Klar ist, dass der Aufbau von Proteinstrukturen für die Muskulatur und die Bildung neuer Muskelzellen Energie braucht. Zur Energieherstellung wird Sauerstoff benötigt. Hämoglobin ist das Transportprotein, welches den Sauerstoff von der Lunge in die Muskulatur befördert. Sein zentrales Element ist ein Eisen-Ion. Das ist aber nur ein Teil der Erklärung, warum Eisen für den Aufbau der Muskulatur wichtig ist.

In jeder Zelle gibt es zudem ein Enzym, welches die Energieversorgung feststellt. Es heißt AMP-abhängige Kinase, kurz AMPK. Bei Eisenmangel wird AMPK aktiv und blockiert die Proteinsynthese, also den Aufbau neuer Proteinstrukturen für die Muskulatur. Damit sich schnell neue Strukturproteine für die Muskulatur bilden können, ist eine gute Eisenversorgung Voraussetzung.[46]

Die Einnahme von Eisenpräparaten wird jedoch wenig helfen, wenn Vitamin C fehlt. Einerseits ist das Vitamin nötig, damit Eisen überhaupt aus dem Darm aufgenommen werden kann. Andererseits ist Vitamin C an der Übergabe von Eisen aus dem Blut in die Zellen beteiligt. Im Blut wird Eisen mithilfe von Transferrin transportiert. Damit Eisen in die Zellen gelangt, muss es sich vom Transferrin lösen. Dazu wird Vitamin C benötigt.[47]

Omega 3 boostet den Muskelaufbau

Omega-3-Fettsäuren sind für ihre entzündungshemmende Wirkung bekannt. Nach einem intensiven Training, welches zu mikroskopisch kleinen Verletzungen führt, sind Entzündungsreaktionen typisch. Omega 3 reduziert diese.

Darüber hinaus aktiviert Omega 3 die Synthese der Strukturproteine für den Muskelaufbau. Omega 3 ist daher so etwas wie ein natürliches Anabolikum. Ohne zusätzliches Training, nur mit einer guten Omega-3-Versorgung, bildet sich neues Muskelprotein.

Die essenziellen Fettsäuren reduzieren auch den im Alter oft beobachteten Muskelverfall.

Die Wissenschaftler, die diese Zusammenhänge untersucht haben, gehen davon aus, dass für die beschriebenen positiven Wirkungen die Einnahme von ungefähr 5 Gramm Omega 3 pro Tag notwendig ist. Bei den Mengen würden viele mit dem Kopf schütteln. Nicht so die, die sich wirklich auskennen.[48]

Proteine für die Muskulatur

Muskeln bestehen in erster Linie aus Proteinen. Daher ist ein Muskelaufbau ohne die Aufnahme ausreichender Proteinmengen so gut wie unmöglich.

Muskeln bilden sich besonders gut, wenn Proteine mehrmals über den Tag verteilt konsumiert werden. Isst man hingegen fast alle Proteine nur am Abend, wachsen Muskeln um 25 Prozent langsamer.

Die meisten Muskelproteine bilden sich 16 bis 48 Stunden nach einem Training. Strukturproteine werden in dieser Zeit aber auch vermehrt abgebaut. Das bedeutet, wer drei- bis viermal pro Woche Sport treibt, sollte täglich auf eine ausreichende Proteinversorgung achten.[49]

PRAXISTIPP

Lassen Sie den Status Ihrer essenziellen Aminosäuren ermitteln

	Idealer Wert in mol	Idealer Wert in g
Arginin	110 – 180 µmol/l	19,2 – 31,4 mg/l
Glutamin	205 – 750 µmol/l	30 – 110 mg/l
Histidin	60 – 110 µmol/l	9,3 – 17,0 mg/l
Isoleucin	58 – 117 µmol/l	7,6 – 15,4 mg/l
Leucin	110 – 217 µmol/l	14,4 – 28,5 mg/l
Lysin	139 – 240 µmol/l	20,3 – 35,1 mg/l
Methionin	25 – 40 µmol/l	3,7 – 6,0 mg/l
Phenylalanin	51 – 109 µmol/l	8,4 – 18,0 mg/l
Taurin	54 – 170 µmol/l	6,8 – 21,3 mg/l
Threonin	118 – 210 µmol/l	14,1 – 25,0 mg/l
Tryptophan	36 – 125 µmol/l	7,4 – 25,5 mg/l
Valin	206 – 317 µmol/l	24,1 – 37,1 mg/l

Suchen Sie sich ein Labor, welches eine Untersuchung der essenziellen Aminosäuren anbietet. Vergleichen Sie Ihre Werte mit denen aus der Tabelle.

TIPP 38

Auf das Timing kommt es an

Zur Steigerung der Ausdauer oder zum Aufbau der Muskulatur kommt es nicht nur darauf an, was man isst, sondern auch, wann man isst. Wer übergewichtig ist und fitter werden möchte, sollte zudem abnehmen. Auch hierbei spielt das Timing für die Mahlzeiten eine entscheidende Rolle.

Ideale Essenszeiten zur Steigerung der Ausdauer

Die Ausdauerleistung ist umso besser, je mehr Energie in den Muskelzellen aus Fetten und je weniger aus gespeicherten Kohlenhydraten in Form von Glykogen entsteht. Die Fettreserven sind fast unendlich. 60-mal mehr Energie ist im Körper in Form von Triglyceriden gespeichert als in Glykogen.[50] Die Energieherstellung aus Fetten ist kontinuierlich und bricht nicht nach mehreren Stunden Belastung wie bei der Energieherstellung aus Glykogen zusammen. Man trainiert sie am besten mit intermittierendem Fasten. Unglaublich, man wird ausdauerstärker, nur weil man anders isst. Verzichten Sie hierzu zwölf Stunden auf sämtliche Nahrungsaufnahme. Trinken sollten Sie aber trotzdem, allerdings nur ungesüßte Getränke. Essen Sie 15 oder 18 Stunden nichts, ist der Erfolg noch größer. Es gibt auch die Variante, an einem oder zwei Tagen in der Woche gar keine Nahrung zu sich zu nehmen.

Timing für effektives Abnehmen

Es gibt nur einen einzigen Weg abzunehmen: Gespeichertes Fett muss zur Energieherstellung genutzt werden. Dazu muss zunächst die Glucose aus dem Blut bis zu einer bestimmten Menge verbraucht und dann die Glykogenspeicher geleert werden. Bei vielen Menschen ist das Glykogen nach etwa zwölf Stunden Nahrungskarenz aufgebraucht. Dann schaltet die Energieherstellung um und nutzt gespeichertes Fett. Wer abnehmen möchte, sollte daher möglichst lange Zeit auf Nahrung verzichten. In den verbleibenden Stunden werden daraufhin viele Proteine, Fette und Ballaststoffe aufgenommen. Die machen satt und nähren gut.

Insulinresistenz oder starkes Übergewicht verlängert leider die Zeitspanne, bis Fette zur Energieherstellung genutzt werden. Es kann sogar bis zu 36 Stunden dauern, das sind 1,5 Tage! Sport steigert den Energieverbrauch. Die Energieherstellung schaltet dann schneller auf die Nutzung von Fetten um.[51]

Beste Essenszeiten für den Aufbau von Muskulatur

Muskeln bestehen zum Großteil aus Proteinen. Intensives Krafttraining gibt das Signal zum Bau neuer Muskelfasern. Das Signal allein bringt aber wenig, wenn nicht ausreichend Proteine zur Verfügung stehen. Viele Kraftsportler schwören darauf, zwei bis drei Stunden vor einem Training Proteine aufzunehmen und etwa eine Stunde nach dem Training. Jede Portion sollte mindestes 20 bis 25 Gramm Proteine enthalten, da nur ab dieser Menge die Proteinsynthese anspringt. 20 bis 25 Gramm Proteine sind beispielsweise in drei bis vier Eiern enthalten oder in etwa 100 Gramm Hähnchenbrustfilet.

Essen vor dem Laufen

Nüchternläufe sind zur Steigerung der Energieherstellung aus Fetten ideal, aber leider nicht für jeden möglich. Viele können erst am Nachmittag oder Abend laufen. Dann gilt es, die Nahrungsaufnahme davor gut zu planen, besonders wenn die Läufe sehr lang sind. Damit es nicht zu Verdauungsproblemen während des Trainings oder des Wettkampfs kommt, sollte die letzte Mahlzeit vor einem Lauf etwa eine Stunde bis vier Stunden vorher konsumiert werden. In dieser Zeit sollte die Nahrung den Magen verlassen und im Darm angekommen sein. Dort verursacht sie während der körperlichen Anstrengung keine Probleme.

Viele, die den ganzen Tag arbeiten, sich um ihre Kinder kümmern oder noch weitere Aufgaben erfüllen, müssen Sport und Essen gut planen. Wer beispielsweise am frühen Abend läuft, sollte einige Stunden vorher proteinreich essen. Das verhindert, dass der Hunger die Motivation für den Lauf stiehlt.

TIPP **39**

Mit Ernährung mTOR an- und ausschalten

Egal ob beim Laufen, Fußball oder Tennis, um besser und schneller zu werden, brauchen Sie mehr Muskeln. Lange Zeit ist man davon ausgegangen, dass durch den Reparaturmechanismus, der nach einem intensiven Training einsetzt, die Muskelmasse zunimmt. Das wird mittlerweile infrage gestellt. Wahrscheinlich kommt ein weiterer Prozess hinzu, und zwar die Aktivität eines ganz bestimmten Proteins: mTOR.

mTOR sorgt für die Synthese neuer Proteine und trägt somit zum Muskelaufbau bei. mTOR lässt aber auch neue Zellen im Muskel- und Knochengewebe entstehen und fördert die vermehrte Bildung von Mitochondrien. mTOR boostet darüber hinaus das Immunsystem. Das Schlüsselprotein wird vor allem durch Sport und durch den Verzehr von Proteinen angeschaltet.

Zyklische Aktivität ist wichtig

Ist mTOR zeitweise in der Muskulatur, im Gehirn oder im Knochenmark aktiv, ist das sehr gesund. Eine dauerhaft erhöhte mTOR-Aktivität im gesamten Organismus ist hingegen ungesund. Es kommt zu chronischen Erkrankungen wie Krebs, Diabetes Typ 2, Alzheimer und vielen mehr. mTOR fördert die Gesundheit, wenn es immer wieder an- und ausgestellt wird.

Proteine und intensives Krafttraining stellen mTOR für kurze Zeit an

Proteine wie Krafttraining aktivieren mTOR. Allerdings nicht für sehr lange. Genau das ist für die Gesundheit so wichtig. Wer das Enzym besonders stark aktivieren und somit sein Muskelwachstum beschleunigen möchte, sollte vor und nach einem Krafttraining Proteinshakes zu sich nehmen. Dazu sollte das Training intensiv sein.

Hohes Insulin führt zur Daueraktivität

Hohe Insulinwerte, wie sie bei einer kohlenhydratreichen Ernährung und bei einer Insulinresistenz vorkommen, führen zu einer Daueraktivierung von mTOR. Das ist sehr ungesund. Das bringt das Immunsystem durcheinander und führt zu chronischen Entzündungsreaktionen. Vor allem steigt das Krebsrisiko, da mTOR auch die Zellteilung ankurbelt.

Intervallfasten schaltet mTOR wieder aus

Intervallfasten ist einer der effektivsten Wege, mTOR auszuschalten. Während der Fastenzeiten konzentriert sich der Organismus aufs Wesentliche. Viele energieintensive Vorgänge werden zurückgefahren. Es entstehen weniger neue Proteine für die Muskulatur und das Immunsystem. Auch bilden sich kaum neue Zellen. Daher wird mTOR ausgeschaltet. Aber etwas anderes, ganz Wichtiges passiert: Alte Zellen sterben vermehrt ab und Zellschrott wird beseitigt. Das ist sehr wichtig für ein langes und gesundes Leben.

TIPP **40**

Energie-Gele sind nur für den Wettkampf gut

Energie-Gele gibt es mittlerweile in fast jedem Drogeriemarkt zu kaufen. Manch einer denkt wahrscheinlich, dass sie zum Laufen oder sogar für lange Spaziergänge unumgänglich sind. Weit gefehlt! Energie-Gele sind wirklich nur etwas für Ausdauersportler, die sich auf intensive Wettkämpfe vorbereiten, oder für einen Wettkampf selbst.

Energie-Gele verhindern das Abnehmen

Wer Sport treibt, um abzunehmen, sollte auf keinen Fall ein Energie-Gel oder einen Energie-Riegel zu sich nehmen. Absolut kontraproduktiv. Um abzunehmen, muss Energie aus gespeichertem Fett hergestellt werden. Das gelingt nur, wenn keine Kohlenhydrate mehr für die Energieherstellung zur Verfügung stehen. Energie-Gele und -Riegel bestehen aber zum Großteil aus Kohlenhydraten und schalten somit die Fettverbrennung aus.

Nur bei intensivem Ausdauersport zu empfehlen

Trainieren sollten Sie größtenteils ohne Energie-Gele. Sie aktivieren damit Ihre Energieherstellung aus Fettsäuren ideal. In Wettkämpfen sind Gels erst sinnvoll, wenn sie länger als 60 oder 75 Minuten dauern. Auch Ihr Kind braucht für das Sportfest oder für ein Fußballspiel ganz bestimmt kein Energie-Gel.

Bei einem Halbmarathon oder Marathon, bei einem Triathlon oder einem Skilanglauf-Rennen sieht es anders aus. Sie geben alles. Sie sind an Ihrer Leistungsgrenze. Selbst wenn Sie mit Intervallfasten, Low-Carb-Ernährung und Nüchternläufen ihre Fettverbrennung trainiert haben, wird während so eines Wettkampfs zusätzlich Energie aus Kohlenhydraten hergestellt, aus gespeichertem Glykogen.

Energie-Gele wirken zuerst im Kopf

Energie-Gele enthalten zum Großteil Kohlenhydrate. Man könnte jetzt denken, dass sie schnelle Energie für die Skelettmuskulatur liefern. Weit gefehlt. Das unmittelbar eintretende Gefühl, wieder mehr Energie zu haben, findet vor allem im Gehirn statt. Dort kommt Glucose viel schneller an als im Muskel. Das macht wieder wach, das fühlt sich gut an. Außerdem enthalten viele Energie-Gele Koffein, das gibt den besonderen Kick.

Energie-Gele im Wettkampf können zu Höchstleistungen führen

Richtig eingesetzt können Energie-Gele die Leistung erheblich steigern. Vor allem sollten sie immer zusammen mit Wasser eingenommen werden!

Nimmt man ein Energie-Gel ein, bevor die Glykogenspeicher leer sind, können die zusätzlichen Kohlenhydrate das Leerlaufen kompensieren. Man muss nur die entsprechende Zeit für die Aufnahme aus dem Darm und den Transport zur Muskulatur einplanen.

Für viele Sportler ist ein Energie-Gel nach 45 bis 60 Minuten intensiver Anstrengung sinnvoll. Mit dem zweiten sollte man weitere 45 bis 60 Minuten warten. Natürlich ist jeder Mensch anders. Daher muss man das individuelle Timing ausprobieren. Am besten im Training, um im Wettkampf ideal vorbereitet zu sein.

Während intensiver Anstrengung ist der Darm weniger durchblutet, das reduziert die Aufnahme der Kohlenhydrate und anderer Nährstoffe. Daher sollte man ein Gel einige Zeit bevor man total erschöpft ist einnehmen.

Zu viele Energie-Gele lassen nur den Blutzuckerspiegel ansteigen, verhelfen aber nicht zu mehr Energie. Nicht gut, vor allem kann einem davon ganz schön übel werden.

TIPP 41

Sport als Appetitzügler

Durch Sport steigt der Energieverbrauch. Daher sollte man meinen, dass man danach umso mehr Hunger hat. Oft ist aber das Gegenteil der Fall: Hunger und Appetit nehmen ab, wenn Sie sich regelmäßig körperlich anstrengen.

Das ist besonders wichtig für Menschen, die abnehmen wollen. Denn sie müssen nicht nur ihren Körper in den Zustand versetzen, dass die Fettpolster für die Herstellung von Energie verwendet werden, sondern auch darauf achten, dass sich keine neuen Fettpolster bilden. Sprich, anders essen, nämlich Low Carb. Das fällt bei weniger Appetit leichter.

Hitze verschlägt den Appetit

Wissenschaftler aus den USA und Südkorea sind der Frage nachgegangen, warum Sport das Hungergefühl reduziert. Denn auch sie fanden es unlogisch, da doch der Energieverbrauch steigt.

Sie fanden heraus, dass vor allem die Körpertemperatur auf eine bestimmte Gehirnregion wirkt, die wiederum an der Steuerung des Hungergefühls beteiligt ist. Bislang konnten sie das Phänomen nur an Mäusen untersuchen, aber es ist davon auszugehen, dass es beim Menschen ähnlich ist.

Die Wissenschaftler ließen Mäuse 40 Minuten lang im Laufrad strampeln. Sobald sie anfingen zu laufen, schnellte ihre Körpertemperatur in die Höhe und erreichte nach ungefähr 20 Minuten ein Plateau. Während der weiteren Anstrengung blieb die Temperatur konstant. Nachdem die Mäuse ihr Bewegungsprogramm beendet hatten, blieb ihre Körpertemperatur für etwa eine weitere Stunde erhöht. Danach nahmen die Mäuse signifikant weniger Futter zu sich als die Vergleichsmäuse, die sich nicht hatten bewegen dürfen.

Die Wissenschaftler untersuchten bestimmte Signalwege im Gehirn, die an der Erzeugung des Hungergefühls beteiligt sind. Ihre Aktivität veränderte sich mit steigender Temperatur. Den Mäusen verging der Appetit.[52]

Etwas Ähnliches haben Sie sicherlich schon einmal selbst erlebt. Im Hochsommer, es ist heiß, Sie haben keinen Hunger. Es muss auf dem gleichen Prinzip basieren. Wie gut, dass man die Wärme auch selbst erzeugen kann. Man läuft dem Hunger davon. Besonders wirksam ist Ausdauersport, die Anstrengung sollte mindestens 45 Minuten anhalten.

Essenzielle Nährstoffe sind weitere effektive Appetitzügler

Hunger ist an sich gut. Er signalisiert, dass der Körper Nährstoffe braucht. Problematisch wird es, wenn man versucht, Hunger mit leeren Kohlenhydraten wie Süßem, Brot, Nudeln oder Pizza zu stillen. Nach so einer Mahlzeit ist man im besten Fall kurz satt, im schlechtesten isst man immer mehr. Der Grund: Süßes, Brot, Nudeln oder Pizza enthalten nicht die Nährstoffe, nach denen der Körper meistens verlangt.

Oft braucht er Proteine, Fette, Mineralstoffe sowie Vitamine. Sie sind in Fleisch und Geflügel, Eiern und Fisch oder Proteinshakes enthalten. Meist braucht der Körper auch Ballaststoffe. Besonders hochwertige Ballaststoffe befinden sich in Gemüse und Salat sowie Obst.

Erst 2021 wurde eine Region im Kleinhirn entdeckt, die mit dem Darm verbunden ist. Sie stellt die Nährstoffversorgung fest. Ist der Organismus mit allem versorgt, sendet das Kleinhirn Signale aus, die als Sättigungsgefühl wahrgenommen werden. Dieses Signal ist so stark, dass es das Hungergefühl, welches durch den Abfall des Insulin- und Leptinspiegels entsteht, übertönt.

Um nicht ständig hungrig zu sein, ist daher beides wichtig: Sport und eine exzellente Nährstoffversorgung.

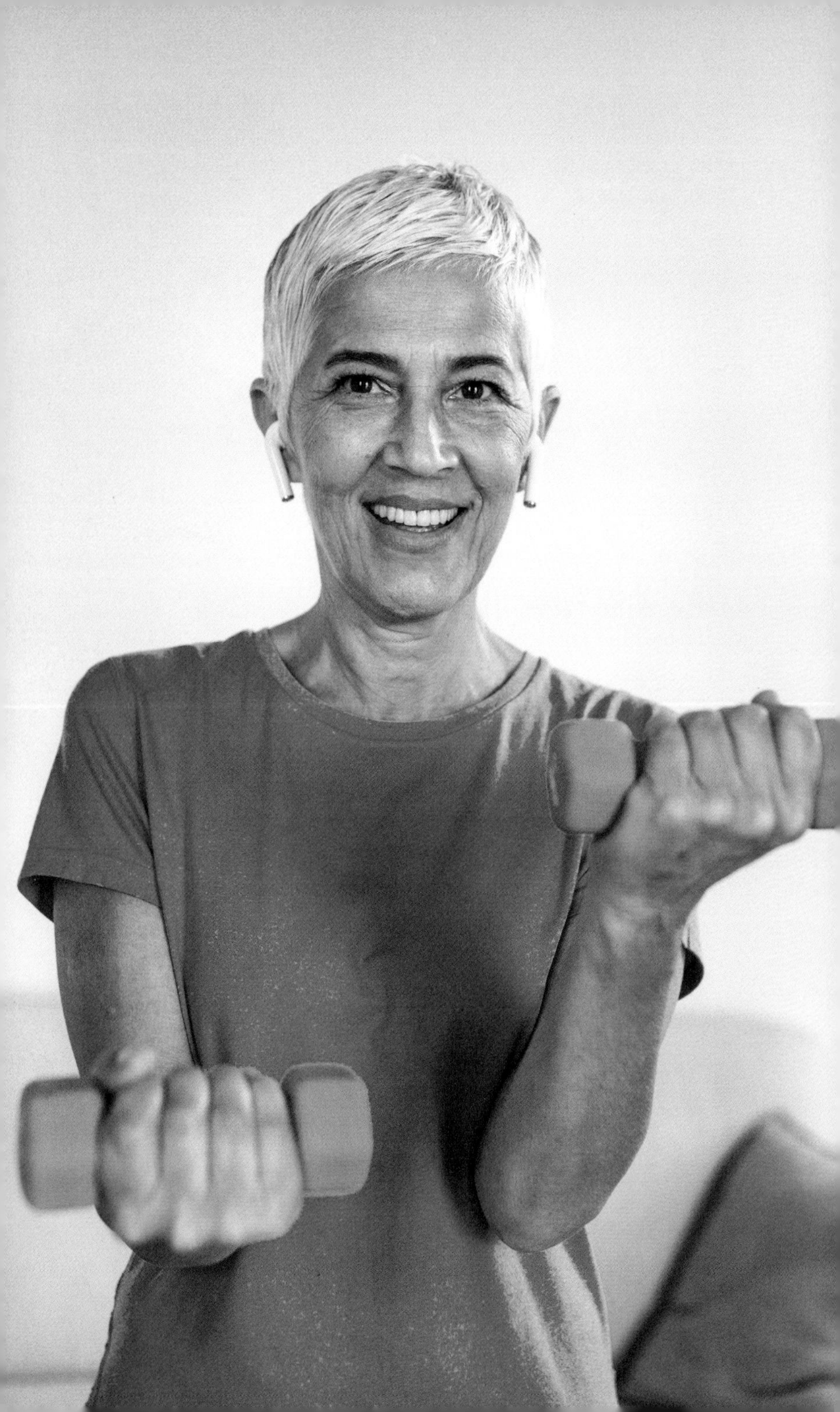

Der Start ins fitte Leben

Sport ist gesund, das leuchtet fast jedem ein. Sport ist besonders wichtig für chronisch Kranke und für ältere Menschen. Damit Sport zur täglichen Routine wird, gibt es einige Tricks. Sie erleichtern den Einstieg und das Dranbleiben.

TIPP 42

Wichtig ist der Anfang

Die gute Nachricht zuerst: Menschen, die in ihrem Leben nie oder fast nie Sport getrieben haben, profitieren besonders stark, wenn sie sich bewegen. Ich rede hier nicht von anstrengenden Läufen, sondern schlichtweg von Bewegung. Das kann ein Spaziergang sein, das kann die Teilnahme an einem Tanzkurs sein, das kann der Reha-Sportkurs sein. Egal, Hauptsache Bewegung. Man sollte etwas aus der Puste kommen. Etwas Muskelkater ist auch nicht verkehrt. Wenn man mit Bewegungen anfängt, die einem Spaß machen, ist es leichter, dranzubleiben.

Langsam anfangen und nie wieder aufhören

Es müssen nicht gleich die von der WHO geforderten 150 bis 300 Minuten moderater oder 75 bis 150 Minuten intensiver Sport pro Woche sein. Das Gegenteil ist der Fall. Am Anfang soll man sich nicht überfordern. Der Körper muss sich an die zusätzliche Bewegung erst gewöhnen. Wichtig ist, dass man überhaupt beginnt und die Bewegung auf Dauer beibehält.

Konzentrieren Sie sich auf Ihre Bedürfnisse

Tanzlehrer, Trainer im Fitnessstudio oder die Bewegungsanimateure auf Youtube, Instagram oder TikTok sind meistens jung und super durchtrainiert. Vergleicht man sich mit ihnen, ist die Gefahr groß, direkt frustriert zu sein. Daher bitte das Vergleichen sein lassen!

Konzentrieren Sie sich auf sich. Wie gelingt es Ihnen, mehr Bewegung in Ihren Alltag zu integrieren? Was macht Ihnen Freude? Was fällt Ihnen leicht? Motivieren Sie regelmäßige Kurstermine? Finden Sie das Training an Geräten im Fitnessstudio interessant? Oder lieben Sie frische Luft am frühen Morgen? Bewegen Sie sich lieber allein oder in einer Gruppe? Spricht Sie ein Nordic-Walking-Treff an? Oder bewegen

Sie sich lieber ganz allein in Ihrem Wohnzimmer mithilfe eines Youtube-Videos Es gibt viele Möglichkeiten, mit dem Sport anzufangen. Finden Sie die, die zu Ihnen passt.

Es gibt übrigens auch Übergewichtige oder Sportanfänger, die ihre Übungen in den sozialen Medien teilen. Das kann sehr motivierend sein, wenn man sich nicht gleich Übungen von einer Fitness-Gazelle oder einem Kraftprotz-Tiger zeigen lässt.

Suchen Sie sich Gleichgesinnte

Vielen fällt es leichter, sich mit anderen zusammen zu mehr Bewegung zu motivieren. Vielleicht kennen Sie jemanden, der ebenfalls die Extraportion körperliche Anstrengung in seinen Alltag integrieren möchte. Schließen Sie sich zusammen, vereinbaren Sie feste Termine.

Manchmal beschließen auch Paare zusammen ihren Start in ein fitteres Leben. Das kann gut gehen und unterstützend wirken. Das kann aber auch zu unschönen Beziehungsdynamiken führen. Bevor man sich zu sehr in die Haare kriegt, sollte lieber jeder seinen eigenen Weg zu mehr Bewegung finden.

Wenn man sich ans Laufen wagt

Laufen ist für die Gesundheit besonders effektiv. Laufen kann man zudem fast überall und fast zu jeder Tageszeit. Zum Laufen reichen ein gutes paar Schuhe und Sportbekleidung. Laufen ist praktisch und günstig.

Laufen ist auch für den Start in ein fittes Leben ideal. Am Anfang sollte man zwischen Laufen und Gehen abwechseln. Am besten läuft man zwei Minuten und geht dann eine. Dann steigert man sich: vier Minuten laufen, zwei Minuten gehen. Irgendwann macht es dann richtig Spaß, und man will gar nicht mehr aufhören.

TIPP 43

Wie viel Sport sinnvoll ist

Auf die Frage, wie viel Sport sinnvoll ist, gibt es keine generelle Antwort. Für jemanden Mitte 50, der sich außerhalb des Schulsports nie sportlich betätigt hat, übergewichtig ist und an einer chronischen Erkrankung leidet, ist eine ganz andere Dosis sinnvoll als für eine schlanke Sportbegeisterte Mitte 60, die seit 45 Jahren mehrmals wöchentlich läuft.

Neue WHO-Richtlinien

Lange Zeit riet die Weltgesundheitsorganisation (WHO) zu 150 Minuten moderatem oder 75 Minuten intensivem Sport pro Woche. Im Jahr 2020 veröffentlichte sie neue Empfehlungen. An ihr arbeiteten zuvor Experten aus allen Teilen der Welt. Die WHO rät nun zu mehr Bewegung und Sport. Die Empfehlungen beruhen auf den Ergebnissen wissenschaftlicher Studien.

- **Kinder und Jugendliche (5 bis 17 Jahre):** Kinder und Jugendliche sollten sich pro Tag 60 Minuten moderat bewegen, dazu gehören das Spielen während der Pausen in der Schule, eventuell das Zurücklegen der Wege zum Kindergarten und zur Schule zu Fuß oder mit dem Fahrrad, das Spielen draußen oder drinnen, jedoch nicht vor dem PC. Zudem sollten Kinder und Jugendliche zusätzlich an drei Tagen pro Woche intensiver Sport treiben, wobei die Ausdauer und die muskuläre Leistung gefördert werden. Das könnte beispielsweise das Fußball- oder Tennistraining sein, aber auch gut gestalteter Schulsport.
- **Erwachsene (18 bis 64 Jahre):** Erwachsene sollten sich 150 bis 300 Minuten pro Woche moderat oder 75 bis 150 Minuten pro Woche intensiv körperlich bewegen. Zu moderaten Bewegungen zählt nicht nur spazieren gehen, sondern auch das Putzen oder Handwer-

ken sowie das Zurücklegen täglicher Strecken zu Fuß oder mit dem Fahrrad. Intensivere Bewegungen heißt Sport, anstrengender Sport. Außerdem rät die WHO zu mindestens zwei Trainingseinheiten zum gezielten Aufbau der Muskulatur pro Woche, vor allem sollen alle großen Muskelgruppen gefordert werden. Bei 300 Minuten moderater oder 150 Minuten intensiver Bewegung sollte aber noch nicht Schluss sein. Noch mehr Bewegung und Anstrengung erhöhen die gesundheitlichen Vorteile.

- **Ältere Erwachsene (65 Jahre und älter):** So wie jüngere Erwachsene sollen sich auch Senioren 150 bis 300 Minuten pro Woche moderat oder 75 bis 150 Minuten intensiv bewegen. Auch sie sollten an mindestens zwei Tagen pro Woche ein zusätzliches Programm zum Aufbau der Muskulatur absolvieren. Die WHO empfiehlt den über 65-Jährigen sogar mehr Sport als den jüngeren Erwachsenen. Sie sollen nämlich zudem an mindestens drei weiteren Tagen pro Woche ihre Balancefähigkeit, ihre Kraft und ihr Reaktionsvermögen trainieren, um Stürzen vorzubeugen.
- **Schwangere und Stillende:** Bewegung ist auch in der Schwangerschaft wichtig. Die WHO rät zu mindestens 150 Minuten moderater bis intensiver Bewegung pro Woche. Frauen, die vor der Schwangerschaft sportlich aktiv waren, sollen ihren Sport im gleichen Umfang weiterführen, jedoch mit Vorsicht. Sportarten mit viel Körperkontakt, Sturzrisiko oder mit extremen Körperstellungen sollten vermieden werden. Schwangere und Stillende sollten ihre sportlichen Aktivitäten mit ihrer Ärztin absprechen und bei Gegenanzeichen den Umfang reduzieren oder eventuell sogar ganz einstellen.
- **Chronisch kranke Erwachsene:** Die WHO rät vor allem chronisch Kranken zu Bewegung. Auch sie sollten sich – wenn möglich – 150 bis 300 Minuten pro Woche moderat oder 75 bis 150 Minuten intensiv bewegen. Zudem wird wie den Erwachsenen ein Training zum Aufbau der Muskulatur an mindestens zwei Tagen empfohlen. Ältere chronisch Kranke sollten zudem an mindestens drei Tagen pro Woche Übungen zur Stärkung ihres Reaktionsvermögens, ihrer Balancefähigkeit und zur Kräftigung durchführen. Auch bei chronisch

Kranken gilt, noch mehr Bewegung ist noch besser. Ist es aufgrund der Erkrankung nicht möglich, Sport im empfohlenen Umfang zu betreiben, sollten sich Betroffene dennoch so viel wie möglich bewegen und körperlich anstrengen.[53]

PRAXISTIPP

Individuellen Fitnesszustand ermitteln und Ziele festlegen

Es ist sehr zu empfehlen, den persönlichen Fitnesszustand festzustellen. Sehr einfach gelingt das mit einer Messung der VO_2max mit einer modernen Sportuhr. Die Messung ist zwar nicht hundertprozentig genau, aber doch gut genug, um den Grad der Fitness einzuordnen.
Nehmen Sie anschließend die Tabelle auf Seite 19 f. zur Hand.
Überlegen Sie, welche VO_2max Sie gerne erreichen wollen.
Steigern Sie mit Bedacht Ihre sportlichen Aktivitäten.
Überprüfen Sie nach einem halben Jahr, ob sich Ihre VO_2max verbessert hat.
Passen Sie entsprechend des Ergebnisses Ihr weiteres Training an.
Zudem können Sie sich zum Ziel setzen, verschiedene Kräftigungsübungen, wie zum Beispiel Kniebeugen, in einer bestimmten Anzahl wiederholen zu wollen. Oder andere Übungen, wie beispielsweise Planks, eine gewisse Zeit halten zu können.

TIPP **44**

Sport bei chronischen Erkrankungen

Sport ist so etwas wie eine Wunderpille, auch bei chronischen Erkrankungen. Regelmäßige körperliche Anstrengung verbessert die Heilungschancen nach einer Krebserkrankung. Sport erhöht die Lebensqualität von Patienten mit Herz-Kreislauf-Erkrankungen. Selbst eine Genesung ist in einigen Fällen möglich. Intensive Bewegung verlangsamt den geistigen Verfall bei Alzheimer, hält ihn auf oder macht ihn sogar wieder rückläufig. Der gezielte Aufbau der Muskulatur nimmt die typischen Arthroseschmerzen. Sport erhöht die Sensibilität der Zellen gegenüber Insulin bei Patienten mit Insulinresistenz, metabolischem Syndrom oder Diabetes Typ 2. Tägliche, körperliche Anstrengung unterstützt auch bei Autoimmunerkrankungen die Heilung.

»Bin zu krank« gilt nicht

Jeder kann sich körperlich anstrengen und sollte dies auch tun. Wer sich kaum bewegt, verliert schnell an Muskulatur. Sich körperlich anzustrengen, wird immer schwieriger. Viele bewegen sich daraufhin noch weniger. Ein Teufelskreis. Je weniger man sich körperlich anstrengt, umso schneller schreiten Krankheiten voran.

Egal ob man im Rollstuhl sitzt oder an schrecklichen Knieschmerzen leidet, egal ob einem nach zehn Metern Gehen die Luft wegbleibt oder einem von der Chemotherapie unglaublich übel ist. Man kann sich recken und strecken. Man kann Arme und Beine mit leichten Übungen zusätzlich fordern. Man kann so lange und so schnell gehen, bis es wirklich zu anstrengend erscheint. Man sollte sich auf jeden Fall fordern. Das ist für die Genesung bzw. das Aufhalten eines weiteren Krankheitsverlaufes essenziell.

Lieber gehen als laufen

Je nach Schwere Ihrer chronischen Erkrankung ist es sinnvoll, lieber zu gehen als zu laufen. Sehr effektiv ist auch Nordic Walking. Da fast überall Nordic-Walking-Kurse angeboten werden und viele Trainer auch für den Umgang mit Personen mit chronischen Erkrankungen ausgebildet sind, ist das ein guter Einstieg. Außerdem ist es oft einfacher, mit anderen zusammen an einem festen Termin Sport zu treiben als allein.

Indoor-Bike, Schwimmen oder Yoga auf dem Stuhl

Ausdauersport ist bei vielen chronischen Erkrankungen besonders empfehlenswert. Er sollte allerdings größtenteils im aeroben Bereich ausgeführt werden. Weiterhin sollte die Aktivität einfach durchführbar sein.

Indoor-Bikes sind daher ideal. Man kann auf ihnen strampeln, selbst wenn es draußen dunkel ist oder in Strömen regnet. Für all jene, die gerne schwimmen, bietet sich auch diese Aktivität an. Allerdings kann Brustschwimmen, besonders wenn der Kopf die ganze Zeit über Wasser gehalten wird, zu Rückenschmerzen führen. Außerdem belastet Brustschwimmen die Knie. Kraulen oder Rückenkraulen sind die körperfreundlicheren Schwimmstile.

Für chronisch Kranke gibt es darüber hinaus viele Reha-Sportkurse, die sogar von der Krankenkasse bezahlt werden. Es gibt spezielle Yoga- oder Pilates-Kurse. Bei einigen werden die meisten Übungen sogar im Sitzen auf einem Stuhl durchgeführt. Wer gerne zu Hause bleibt, kann Apps oder Youtube-Videos zum Mitmachen nutzen.

Fast immer ist es möglich, die körperliche Leistungsfähigkeit zu steigern. Auch mit einer chronischen Erkrankung kann man langsam anfangen und die körperlichen Anstrengungen steigern.

TIPP 45

Sport mit Übergewicht

Extrakilos erschweren Bewegungen. Das Laufen oder Hüpfen belastet die Gelenke stark und kann zu Schmerzen führen. Übergewichtige haben meist auch eine schlechte Ausdauer. Da bleibt selbst beim Gehen schon die Puste weg.

All das ist kein Grund, weiterhin sportlich untätig zu bleiben. Wer einige Extrakilos mit sich trägt, sollte allerdings bei der Auswahl der sportlichen Aktivitäten wählerisch sein. Außerdem sollte man sich besonders zu Anfang nicht zu hohe Ziele setzen. Wichtig ist es, sich neue Routinen anzueignen. Mehr dazu in Tipp 52.

Passende Aktivitäten

Gerade Übergewichtige sollten gelenkschonende sportliche Aktivitäten praktizieren. Die Bewegung sollte aber auch Freude bringen. Vielleicht nicht sofort. Viele müssen sich an die ungewohnten Anstrengungen erst einmal gewöhnen.

- **Walken, spazieren gehen oder Nordic Walking:** Spazieren gehen kann man fast überall und zu fast jeder Zeit. Man kann sich jede Woche etwas steigern. Entweder hinsichtlich der Geschwindigkeit oder der zurückgelegten Strecke.
  Wer es etwas intensiver mag, kann mit Nordic Walking beginnen. Fast überall gibt es Nordic-Walking-Gruppen oder -Kurse. Das Reinschnuppern lohnt sich.
  Walken und Nordic Walking sind gelenkschonender als Laufen. Wer jedoch trotz seiner Extrakilos gerne läuft, sollte sich nicht abhalten lassen. Einfach ausprobieren. Insbesondere wenn man trotz des Übergewichts über eine gute Muskulatur verfügt, steht dem Laufen nichts im Wege.

- **Aquafitness:** Wasser ist ein tolles Element. Durch den Auftrieb wird man ganz leicht. Die Extrakilos belasten die Gelenke nicht mehr. Wasser hat zudem einen hohen Widerstand. Zur Ausübung jeder Bewegung wird viel mehr Kraft benötigt, als wenn man sie in der Luft durchführen würde. Daher fördert Sport im Wasser den Muskelaufbau besonders gut.
  Viele Schwimmbäder bieten verschiedene Aquafitnesskurse an. Von klassischer Wassergymnastik über Nordic Aqua Walking bis zu Aqua Cycling ist alles dabei. Wenn Sie Glück haben, bezahlt sogar Ihre Krankenkasse den Kurs.

- **Heimtrainer oder Fahrrad fahren:** Die gängigste Art eines Heimtrainers ähnelt einem Fahrrad. Er hat allerdings keine Laufräder, stattdessen wird eine Schwungscheibe angetrieben. Diese ist mit einer Art Bremse bzw. Widerstand versehen. Je höher man den Widerstand einstellt, umso kräftiger muss man in die Pedale treten.
  Heimtrainier sind ideal für alle, die zum Sporttreiben nur ungern die eigenen vier Wände verlassen. Heimtrainer, auf denen man aufrecht sitzt, sind für Übergewichtige besonders empfehlenswert. Die aufrechte Haltung entlastet die Wirbelsäule.
  Wer zwar einige Kilos zu viel mit sich trägt, aber eine gut ausgebildete Rumpfmuskulatur hat, kann auch ganz normal Fahrrad fahren. Der Aufenthalt im Freien bei Wind und Wetter tut oft zusätzlich gut.

- **Kurse oder Krafttraining im Fitnessstudio:** Die meisten Fitnessstudios bieten heutzutage individuelle Trainingsprogramme an. Seilspringen oder andere Sprünge sind teilweise Bestandteil eines solchen Programms. Treten dabei Gelenkschmerzen auf, sollte es nicht durchgeführt werden.
  Generell sind Übungen an Fitnessgeräten zum Aufbau der Muskulatur für Übergewichtige sowie die Teilnahme an Kursen zur Verbesserung der Ausdauerleistung sehr empfehlenswert.

TIPP 46

Es gibt kein zu alt

Mit zunehmendem Alter sind immer weniger Menschen sportlich aktiv. Laut einer Erhebung des Robert Koch-Institutes treiben 85 Prozent der 18- bis 29-Jährigen Sport. Im Alter von 45 bis 64 sind es nur noch etwa 65 Prozent und der Anteil bei den über 65-Jährigen liegt nur bei 50 Prozent.[54] Mit zunehmendem Alter wird Sport jedoch immer wichtiger für den Erhalt der Gesundheit.

Sport im Alter ist besonders wichtig

Mit zunehmendem Alter verlangsamen sich Stoffwechsel und die Reparaturmechanismen. Mit intensiverem Training kann man dem entgegenwirken.

Kraft und Flexibilität für Alltagsbewegung und gegen Schmerzen

Besonders wichtig sind Kraftübungen zur Stärkung der Muskulatur. Das schützt die Gelenke, beugt Haltungsschäden und Schmerzen vor. Außerdem ist regelmäßiges Stretching essenziell. Nur so erhalten Sie Ihre Beweglichkeit. Dann müssen Sie sich zum Schuhe binden nicht hinsetzen und können mit Ihren Enkeln im Sandkasten spielen. Sind Alltagsbewegungen nicht mehr möglich, liegt es meist nicht am Alter, sondern an der fehlenden Muskulatur und Flexibilität, am fehlenden Krafttraining und Stretching.

Nervenzellen gegen Bewegungsstörungen

Sport ist essenziell, damit die Muskulatur ausreichend mit Nervenzellen durchzogen wird. Sport wirkt als Impuls zur Bildung neuer Nervenzellen. Bei Bewegungsmangel verkümmern Nerven in der Muskulatur. Die im Alter auftretenden unsicheren Bewegungen und vermehrten

Stürze haben vor allem mit den mangelnden Nervenbahnen zu tun und nicht mit dem Alter. Wer auch im Alter sportlich aktiv ist, hat ein besseres Gleichgewichtsgefühl, kann schneller reagieren und sich bei Bedarf auch abfangen.

Ausdauer für ein gesundes Herz-Kreislauf-System

Ausdauertraining fördert vor allem das Herz-Kreislauf-System. Ein starkes Herz ist wiederum für die Zirkulation des Bluts essenziell. Nur so wird jede Zelle mit allen Nährstoffen und Sauerstoff versorgt. Sport lässt zudem neue Mitochondrien entstehen. Das stärkt auch das Herz.

Wie viel Sport es im Alter sein sollte

Laut einer Metaanalyse von Wissenschaftler aus Potsdam reagiert auch die Muskulatur von über 60-Jährigen sehr gut auf Krafttraining. Allerdings ist dafür eine hohe Intensität nötig, 85 Prozent der Maximalkraft. Das heißt Anstrengung, Schweiß, zitternde und schmerzende Muskeln. Laut den Wissenschaftlern ist die positive Wirkung besonders gut, wenn ein Training dieser Intensität zwei- bis dreimal pro Woche absolviert wird.[55]

Ausdauertraining und Stretching waren nicht Bestandteil der Untersuchung. Sie gehören aber zu einem gesunden Lebensstil ebenso dazu, wie regelmäßige Kraftübungen.

Es ist nie zu spät

In jedem Alter kann man mit dem Sport beginnen. Ich war 45 Jahre alt, als ich zum Triathleten wurde. Eine meiner besten Lebenserfahrungen überhaupt. Es gibt Marathonläufer, die erst mit 60 Jahren mit dem Laufen anfingen.

Es muss nicht Triathlon sein, auch nicht Marathon, aber einen Kurs im Fitnessstudio können Sie auch mit 60 Jahren besuchen. Durch den Wald oder Park laufen können Sie ebenfalls.

Es ist nie zu spät, aber es ist einfacher, je früher im Leben Sport zu einem wichtigen Bestandteil wird.

TIPP **47**

Wie viel Ausrüstung man wirklich braucht

Für ein paar Kraft- oder Dehnübungen zu Hause, für die ersten Besuche in einem Fitnessstudio oder Rehasport-Zentrum oder für ein Schnuppertraining im Tischtennisverein braucht man nichts außer bequeme Kleidung und eventuell alte Turnschuhe oder Sneakers. Für andere Aktivitäten kann es ein klein wenig mehr sein.

Sport- oder Yogamatte für zu Hause

Aufrollbare Gymnastik- bzw. Yogamatten sind für jeden empfehlenswert. Sie sollten eine rutschfeste Oberfläche haben, das macht die Durchführung vieler Übungen leichter. Aber auch das Fehlen einer solchen Matte sollte kein Hinderungsgrund sein. Viele Übungen kann man auch ganz einfach auf einem Teppich durchführen.

Zum Laufen empfiehlt sich etwas mehr

Wenn Sie nach Jahren nur wenige Minuten am Stück laufen, können Sie dazu problemlos Ihre alten Turnschuhe oder sogar Sneakers benutzen. Sobald Sie aber regelmäßig etwas mehr als nur einige Minuten laufen, sind Laufschuhe empfehlenswert.

Alte Turnschuhe oder auch Hallenschuhe sind sehr schlecht gedämpft. Benutzt man diese zum Laufen auf Asphalt oder Schotterwegen, kann es schnell zu einer Überlastung im Fuß kommen, das schmerzt.

Zudem sollte die Dämpfung des Laufschuhs zum Gewicht des Läufers passen. Laufschuhe für schwere Läufer haben eine festere Dämpfung.

Auch wenn Barfußschuhe modern sind, für viele Laufanfänger sind sie nichts. Barfußschuhe können genutzt werden, wenn man auf dem Vorfuß läuft. Bei diesem Laufstil federt die gesamte Fußmuskulatur den Aufprall des Fußes ab. Die allerwenigsten Laufanfänger werden aber auf dem Vorfuß laufen. Sie kommen zuerst mit der Ferse auf. Da kann nicht mehr viel mit Muskeln abgefedert werden. Um den Schock des Aufpralls zu reduzieren, sind gedämpfte Laufschuhe sinnvoll.

Laufschuhe sollten zudem etwas größer sein als normale Schuhe. Meist wird zu mindestens einer halben Nummer größer geraten. Es kommt jedoch auch darauf an, wie viel man läuft. Die Füße dehnen sich über einen langen Lauf mehr aus als bei einem kurzen. Wer sehr lange Strecken läuft, kann Laufschuhe auch zwei Größen größer als seine normalen Schuhe kaufen.

Die Dämpfung vieler Laufschuhe ist nach 400 bis 800 Kilometern hinüber. Sie sollten nach dieser Distanz durch neue ersetzt werden.

Wie mit den Schuhen verhält es sich auch mit der Bekleidung. Wenn Sie nur wenige Minuten laufen, tun es die Jogginghose und der Pulli aus Baumwolle. Sobald Sie aber etwas längere Strecken laufen, sind Laufhosen und Oberteile aus Funktionsmaterialien empfehlenswert. Sie reiben nicht so sehr auf der Haut. Das Wundscheuern wird dadurch vermieden oder zumindest reduziert. Außerdem saugen sie nicht so viel Schweiß wie Baumwolle auf. Das reduziert die Gefahr, durch feuchte Kleidung im Wind zu sehr auszukühlen.

Andere Sportarten, andere Ausrüstung

Auch bei anderen Sportarten gilt, um sich an eine neue Sportart zunächst heranzutasten, braucht es nur in wenigen Fällen spezielle Bekleidungen oder zusätzliche Ausrüstungen. Wenn Sie neue Sportarten ausprobieren, kümmern Sie sich nicht darum, wie Sie aussehen. Testen Sie aus, ob Ihnen eine Sportart zusagt. Wenn Sie sich sicher sind und Sie die Sportart tatsächlich ausüben wollen, rüsten Sie sich aus. Mit diesem Vorgehen können Sie viel Geld sparen.

Fitnessuhren sind kein Muss

Fitnessuhren können sehr motivierend wirken. Notwendig sind sie oft nicht. Besonders nicht, wenn man mit dem Sporttreiben anfängt.

TIPP **48**

Den Alltag in Bewegungstage verwandeln

Laufen, das Work-out im Fitnessstudio oder das Training im Sportverein kosten Zeit. Wenn Sie nicht so viel Zeit investieren wollen oder können, nutzen Sie Ihren Alltag. Sie können aber auch ihr wöchentliches Sportprogramm durch vermehrte Alltagsbewegungen ergänzen. Der Alltag bietet viele Möglichkeiten für mehr Bewegung. Viele der Ideen kennen Sie wahrscheinlich, andere sind Ihnen vielleicht neu:

- Treppen steigen, anstatt den Aufzug oder die Rolltreppe zu nutzen.
- Wenn möglich, Wege mit dem Fahrrad zurücklegen.
- Kurze Wege zu Fuß gehen.
- Eine U-Bahn oder Busstation früher aussteigen und den restlichen Weg gehen.
- Verabredungen zum Spazierengehen anstatt zum Kaffeetrinken oder Essen.
- Beim Einkaufen mit dem Auto einen möglichst weit entfernten Parkplatz wählen.
- Im Stehen oder Gehen telefonieren.
- Kurze Minispaziergänge statt Kaffeepausen.
- Beim Fernsehen auf dem Hometrainer strampeln.
- Als Wochenendaktivitäten kurze Wanderungen planen.

Kurze intensive Bewegungseinheiten

Das vermehrte Zurücklegen täglicher Wege zu Fuß oder mit dem Fahrrad ist eine wunderbare Sache. Meist reicht das aber noch nicht, um die gesundheitsfördernde Wirkung von Sport zu erreichen.

Daher ist es sinnvoll, täglich kurze Bewegungsprogramme, insbesondere zum Aufbau der Muskulatur, durchzuführen. So ein Programm muss nur etwa fünf Minuten lang sein. Es könnte aus Kniebeugen, seitlichen Kniebeugen, Oberkörperkreisen, Seitbeugen und vielem mehr bestehen. Im Internet gibt es unzählige Anregungen.

Durchführen könnten Sie Ihr fünfminütiges Programm morgens, bevor Sie zur Arbeit gehen. Wer den Tag am Schreibtisch verbringt, könnte so ein kleines Kraftprogramm auch in einer Pause am Arbeitsplatz absolvieren. Vielleicht finden sich sogar Kollegen, die mitmachen wollen.

Wenn Sie Ihr Programm an jedem Tag der Woche durchführen, summiert sich das bereits zu 35 Minuten Sport! Wenn Sie sich ein weiteres Fünf-Minuten-Programm, beispielsweise für den Abend, zusammenstellen und dies ebenfalls jeden Tag durchführen, treiben Sie mehr als eine Stunde Sport pro Woche!

PRAXISTIPP

Bewegungstage bewusst planen

Nehmen Sie sich ein, zwei oder mehrere Aktivitäten bewusst vor, mit denen Sie mehr Bewegung in Ihren Alltag bringen.
Reflektieren Sie an jedem Abend, ob Sie Ihrem Vorhaben entsprechend gehandelt haben.

TIPP 49

Was tun, wenn beim Laufen die Luft wegbleibt

Insbesondere Laufanfänger bekommen beim Laufen zu wenig Luft. Die Lungen können sogar schmerzen oder übles Seitenstechen stellt sich ein. Aber auch trainierte Läufer leiden manchmal unter Atemnot, entweder nach einem langen, anstrengenden Lauf oder während eines Trainings bei Minustemperaturen.

Atemprobleme bei Laufanfängern

Die allermeisten Menschen, die mit dem Laufen oder einer anderen Ausdauersportart anfangen, bekommen zu Beginn nicht genügend Luft. Das geht selbst Kindern und Jugendlichen so. Das Phänomen ist ganz normal und sollte für niemanden ein Grund sein, mit dem Laufen oder anderem Ausdauersport wieder aufzuhören. Grob zusammengefasst ist es ein Zeichen schlechter Kondition und verschwindet, sobald die Fitness sich verbessert.

Fehlende Atemmuskulatur

Sportanfängern fehlt oft die nötige Muskulatur für intensive Atembewegungen. Muskeln im Brustkorb und im Bauch sind nicht ausreichend ausgeprägt. Tiefes, kraftvolles Atmen ist dann schlichtweg nicht möglich. Das Problem besteht jedoch nur, wenn man mit dem Laufen oder einer anderen Ausdauersportart neu beginnt. Mit jedem Training, auch wenn es am Anfang nur kurz ist, verbessert sich die Atemmuskulatur und das Atmen wird leichter.

Zu schnelles Laufen

Die meisten Laufanfänger laufen zu schnell und bekommen daher Atemnot. Das mag sich vielleicht komisch anhören, weil viele das Gefühl haben, erbärmlich langsam zu sein. Am Anfang geht es aber nicht darum, eine Strecke in einer bestimmten Geschwindigkeit zurückzulegen. Es geht darum, die Basis fürs Laufen zu schaffen. Das Atmen ist dabei ein sehr guter Indikator, ob man zu schnell läuft oder nicht. Bei Atemnot sollte man daher noch langsamer laufen. Oder man wechselt zwischen gehen und laufen.

Man sollte immer nur so schnell laufen, dass man sich währenddessen ohne Atemprobleme unterhalten kann. Läuft man mit anderen Menschen zusammen, sollte man daher immer wieder ein paar Worte wechseln, einfach nur zur Tempokontrolle. Läuft man allein, kann man telefonieren oder man redet laut mit sich selbst.

Zu flaches, schnelles Atmen

Auch typisch für Laufanfänger ist ein zu schnelles und flaches Atmen. Anstatt tief »in den Bauch zu atmen«, bewegt sich bei der flachen Atmung nur der Brustkorb. Das kann zu Schulterschmerzen oder Seitenstechen führen. Bei der flachen Atmung wird zudem weniger Sauerstoff aufgenommen als bei der tiefen Bauchatmung. Daher führt auch schnelles, flaches Atmen zu dem Gefühl, nicht genügend Luft zu bekommen.

Die tiefe Bauchatmung übt man am besten gar nicht beim Laufen, sondern im Bett, am Schreibtisch oder beim Fernsehen. Dafür legt man die Hände auf den Bauch und kontrolliert mit ihnen, ob sich die Bauchdecke beim Atmen hebt und senkt. Man versucht, möglichst tief und möglichst langsam zu atmen. Gelingt es in Ruhe, gelingt es auch beim Laufen.

Auf den Atemrhythmus kommt es an

Ein unrhythmisches Atmen kann ebenfalls zu Atemnot oder Seitenstechen führen. Besonders als Laufanfänger bietet es sich an, sich auf den Rhythmus zu konzentrieren. Beispielsweise kann man zwei Schritte ein-

und zwei Schritte ausatmen. Oder drei ein, drei aus. Ist man etwas besser trainiert, kann man die Frequenzen verlängern, insbesondere kann man sich angewöhnen, etwas länger aus- als einzuatmen.

Durch Nase und Mund atmen

Oft heißt es, es sei nicht gesund, durch den Mund zu atmen. Bei nur moderater körperlicher Anstrengung mag es möglich sein, nur durch die Nase zu atmen. Beim Laufen ist das für viele nicht machbar. Da kommt einfach nicht ausreichend Luft durch die Nase. Daher sollte man durch Nase und Mund gleichzeitig atmen.

Anstrengungsasthma

Manch einer verspürt einige Minuten nach dem Beginn des Ausdauertrainings oder nach einer sehr anstrengenden Trainingseinheit einen Hustenreiz. Er kann auch mit Brustenge und Halskratzen einhergehen. Das Problem betrifft nicht nur Asthmatiker, sondern auch viele Menschen ohne Atemwegserkrankungen.

Besonders häufig tritt es bei untrainierten Personen auf. Aber auch kaltes Wetter, trockene Luft, schlechte Luftqualität oder eine hohe Pollenkonzentration können zu dem Problem führen. Tritt es während des Laufens auf, sollte man etwas langsamer weiterlaufen. Oft verschwindet es nach einigen Minuten. Kommt es nach einem Lauf zu den Problemen, sollten sie nicht länger als 30 Minuten anhalten. Insbesondere wenn Atemprobleme nach einem sehr anstrengenden Training auftreten, kann das ein Zeichen einer Überanstrengung sein.

TIPP 50

Es gibt immer Gründe, warum der Erfolg ausbleibt

Ich habe es immer wieder erlebt. Meine Patienten hatten sich zum Sporttreiben durchgerungen, hofften darauf, abzunehmen und fitter zu werden, aber nichts passierte. Selbst nach sechs Monaten Training im Fitnessstudio oder draußen beim Laufen. Wenn das passiert, gibt es Gründe dafür. Kennt man die Gründe, kann man sie beheben. Dann kommt man endlich in den Genuss der positiven Effekte des Sports.

Muskelzellen, die nicht mehr richtig auf Insulin reagieren

Insulinresistenz ist einer der häufigsten Gründe, warum Erfolge bei Sportanfängern eine Zeit lang ausbleiben. Es kann Monate dauern, bis Muskelzellen wieder ausreichend auf Insulin reagieren und sich somit ihre Energieherstellung normalisiert. Hier ist es wichtig, weiter dranzubleiben. Sport zu treiben und auf einfach aufgebaute Kohlenhydrate, wie sie in Süßem, Zucker, Backwaren, Reis und Kartoffeln vorkommen, zu verzichten.

Zu wenig oder schlechter Schlaf

Der menschliche Körper ist keine Dauerleistungsmaschine. Er braucht Erholung. Er braucht sie jede Nacht. Wer nicht ausreichend oder schlecht schläft, ist auch beim Sport schneller müde oder hat weniger Kraft. Schlaf ist keine verlorene Zeit. Ganz im Gegenteil. Schlaf trägt zum Aufbau von Kraft und Ausdauer bei.

Zu wenig Erholung

Beginnen Sie gerade erst mit dem Sport, muss sich Ihr Körper an die Anstrengungen gewöhnen. Er braucht Erholung. Das bedeutet für viele auch einen oder mehrere Tage in der Woche ohne Sport. Selbst superfitte Sportler legen Erholungstage ein. Sie sind sehr wichtig. Hält man sie nicht ein oder stopft sich den Erholungstag mit anderen körperlich anstrengenden Aktivitäten voll, hat der Körper zu wenig Zeit zu regenerieren. Die Leistung steigt nicht weiter oder fällt sogar ab.

Zu wenig Training

Damit sich neues Strukturprotein und neue Muskelzellen bilden können, ist ein gewisser Trainingsreiz erforderlich. Ein langsamer Spaziergang wird bei den meisten Menschen zur Fitnesssteigerung nicht ausreichen. Es muss schon anstrengend sein, bei Kraftübungen sogar etwas wehtun. Neben der Intensität kommt es auch auf die Zeit bis zur nächsten Anstrengung an. Wie lange die Pausen zwischen zwei Trainingseinheiten sein sollten, hängt vom Fitnesszustand ab. Sind sie zu lang, nehmen weder Ausdauer noch Kraft zu.

Zu wenig Nahrung

Um fitter zu werden, muss sich neue Muskulatur bilden. Der sogenannte Trainingsreiz führt zur vermehrten Proteinsynthese in der Muskulatur. Stehen aber nicht genügend Proteine zur Bildung der neuen Strukturen zur Verfügung, kann man noch so viel trainieren, man wird nicht stärker oder schneller. Damit sich neue Strukturproteine bilden können, benötigen Sie alle Nährstoffe für den Muskelaufbau, wie in den Tipps 33 und 37 beschrieben.

Falsches Essen

Aus Brot, Pasta und Pizza kann sich keine neue Muskulatur bilden. Diese Nahrungsmittel enthalten vor allem einfach aufgebaute Kohlenhydrate. Sie werden zur Energieherstellung genutzt, allerdings zu der schlechten Variante. Übrigens entstehen auch aus Bier keine neuen Muskeln oder Nervenzellen.

TIPP 51

Ausgeschlafen ist es leichter

Selbstkontrolle ist eine der wichtigsten Fähigkeiten zum Erreichen von Zielen. Damit sind nicht nur berufliche oder sportliche Ziele gemeint. Damit sind auch Ziele gemeint, die auf den ersten Blick nicht so erscheinen, als ob man sie sich setzen müsste. Ich denke da beispielsweise an das Ziel, sich ausreichend Zeit zur Erholung zu nehmen oder zum Abschalten, für Spaziergänge oder den Kontakt zu Menschen, die guttun.

Ausgeschlafen trifft man bessere Entscheidungen

Obwohl Sport und Bewegung vielen Menschen Freude bereiten, gelingt es ihnen nicht immer automatisch, diese auch auszuüben. Sehr viele Menschen brauchen ein Maß an Selbstdisziplin.

Unausgeschlafen ist das schwieriger. Wenn man zu wenig schläft, verhält man sich impulsiver. Man tut vermehrt das, wonach einem genau in dem Moment ist. Sport nimmt aber oft nicht den Platz eins auf der inneren Prioritätenliste ein. Andere Aktivitäten wie Filme gucken oder im Smartphone scrollen werden dann vorgezogen.

Selbstkontrolle zeichnet sich dadurch aus, dass man unangenehme Aktivitäten angenehmen vorzieht, wenn die unangenehmeren zum Erreichen langfristiger Ziele wichtig sind. Ist man jedoch müde, steigt das Verlangen nach Aktivitäten, die einem sofort ein angenehmes Gefühl verschaffen und nicht erst in Monaten oder Jahren.

Sport braucht Energie

Sport sollte anstrengend sein. Das kostet Energie. Wer nachts ausreichend schläft, verfügt über die Energie, die er zum Sporttreiben braucht. Unausgeschlafen fehlt sie. Das klaut nicht nur die Motivation, sondern steigert die Verletzungsgefahr sowie das Risiko des Übertrainings.

Schlafmangel wirkt sich auf das Gehirn aus

Kommt es immer wieder zu Schlafmangel, lässt die Aktivität im präfrontalen Kortex und im Thalamus nach. Diese Gehirnregionen funktionieren dann nicht mehr so gut. Den präfrontalen Kortex kann man als Cheforganisator ansehen. In diesem Bereich des Gehirns werden Zeit und andere Ressourcen bewertet, Prioritäten gesetzt und Entscheidungen getroffen. Der Thalamus ist so etwas wie ein Filter. Hier werden viele Eindrücke aus der Umwelt unterdrückt und nur die wichtigsten zur Bewusstwerdung an das Großhirn weitergeleitet. Funktionieren präfrontaler Kortex und Thalamus aufgrund von Schlafmangel nicht gut, wird das Treffen guter Entscheidungen schwierig. Einerseits weil der Filter zu viele und eventuell nicht wichtige Eindrücke weiterleitet. Das können auch unangenehme Körperempfindungen sein. Andererseits verschwinden Prioritäten und langfristige Ziele.[56]

Auch zum Schlafen brauchen viele Selbstkontrolle

So kurios es klingen mag, selbst zum Schlafen braucht es Selbstkontrolle. Die sogenannte Bettgeh-Aufschieberitis ist weitverbreitet. Viele scrollen sich bis spät abends durchs Smartphone, verlieren sich in den sozialen Medien oder schauen fern. Alles Aktivitäten, die überhaupt nicht sein müssten. Trotzdem fällt es Betroffenen schwer, ihr Verhalten zu ändern und einfach ins Bett zu gehen. Ein Teufelskreis. Denn der nächste Tag beginnt wieder übermüdet. Das erschwert die Selbstkontrolle während des Tages, aber auch wieder am Abend, wenn eigentlich die Entscheidung zum Zubettgehen und Schlafen fallen müsste.

TIPP 52

Die Routine macht's

Die allermeisten guten Vorsätze bleiben leider Vorsätze und werden nicht zur täglichen Routine. Oft liegt es daran, dass man zu viel auf einmal verändern möchte. Das funktioniert meist nicht. Es ist einfacher, Veränderungen stückweise, in kleinen Schritten vorzunehmen.

Routine und nicht der Wille zählt

Jeder Tag ist bei den meisten von vielen Routinen geprägt. Überlegen Sie kurz, welchen Aktivitäten gehen Sie an fast jedem Wochentag nach? Welchen an den Wochenenden? Fast alles, was Sie täglich oder wöchentlich wiederholen, ist Routine. Sie überlegen nicht, ob Sie morgens aufstehen sollen, Sie tun es. Sie überlegen nicht, ob Sie die Kinder wecken sollen, Sie tun es. Sie überlegen nicht, ob Sie arbeiten gehen sollen, Sie tun es. Routinen fallen uns leicht. Das Gehirn liebt sie, denn es muss sich nicht anstrengen.

Wenn Sie sich nun mehr oder intensiver bewegen, anders ernähren oder früher ins Bett gehen wollen, müssen Sie hierzu fast immer Ihre Routinen ändern. Dazu ist Willenskraft notwendig. Verfügen Sie über ausreichend Willenskraft, ein neues Verhalten eine Zeit lang täglich oder zumindest fast täglich zu wiederholen, wird es zur neuen Routine. Dann haben Sie es geschafft! Bis es so weit ist, kann es dauern. Einigen reichen vier Wochen, bis sie sich ein neues Verhalten antrainiert haben, bei anderen dauert es bis zu einem Jahr.

Mikroveränderungen sind für viele der einfachere Weg

Weniger Willenskraft ist erforderlich, wenn das neue Verhalten keine allzu große Veränderung darstellt. Will man beispielsweise einen halbstündigen Lauf am Morgen zur Routine werden lassen, ist es für die meisten sinnvoll, dieses Vorhaben in sogenannten Mikroveränderungen vorzunehmen. Zumal man für den Lauf 45 Minuten früher aufstehen muss als bisher.

Eine Veränderung in Mikroschritten könnte wie folgt aussehen: In den ersten beiden Wochen beginnt man mit einem fünfminütigen Spaziergang. Fünf Minuten Zeit hat man fast immer. Zum Spazierengehen braucht man sich außerdem nicht umzuziehen. Das ist schnell gemacht. In Woche drei und vier kann man die Dauer des Spaziergangs verlängern. Gleichzeitig setzt man sich zum Ziel, jede Woche etwas früher ins Bett zu gehen. Je nachdem, wie leicht einem die bisherigen Veränderungen fallen, kann man weiter auf das Ziel zuarbeiten. Aus dem zehnminütigen Spaziergang wird ein Lauf. Der Lauf wird weiter verlängert. Am Abend achtet man auf das zeitige Zubettgehen. Routinen bilden sich leichter, wenn sie jeden Tag zu einer bestimmten Uhrzeit oder nach einer bestimmten anderen Aktivität durchgeführt werden. Wenn beispielsweise der Lauf jeden Morgen auf die Tasse Tee oder die Tasse Kaffee folgt. Nach einiger Zeit ist der Lauf am Morgen Routine geworden. Dann denken Sie nicht mehr darüber nach, ob Sie laufen gehen oder nicht. Sie tun es einfach.

Lieber weniger als gar nichts

Damit Mikroveränderungen zur Routine werden, ist es wichtig, sie so häufig wie möglich durchzuführen. Es gibt jedoch immer Tage, an denen es schwierig ist. Statt die neue Aktivität ganz ausfallen zu lassen, ist es besser, weniger zu machen. Hat man es beispielsweise geschafft, jeden Morgen 15 Minuten laufen zu gehen, aber an einem Morgen regnet es dann wie aus Eimern, kann man stattdessen fünf Minuten Seilspringen. Oder fünf Minuten im Regen spazieren gehen.

Stellt man fest, dass man ein Vorhaben nicht umsetzt, wie beispielsweise ein fünfminütiges Krafttraining am Abend zu absolvieren, kann man es weiter reduzieren. Das erste Ziel könnte dann das Halten der Plank für 30 Sekunden sein. Nach einiger Zeit erweitert man es auf 45 Sekunden, dann eine Minute oder länger. Schafft man es, diese Aktivität an jedem Abend durchzuführen, kann man den Umfang erweitern. Man könnte zehn Kniebeugen dazu nehmen oder andere Kräftigungsübungen.

PRAXISTIPP

Mikroveränderungen konkret planen

Folgende Mikroveränderung werde ich ab sofort in meinen Tagesablauf integrieren:

____

Ich werde sie ungefähr um ______ Uhr durchführen,
bzw.
Ich werde sie vor folgender täglicher Aktivität (z. B. Frühstück) absolvieren,

____

bzw.
Ich werde sie nach folgender täglicher Aktivität (z. B. Arbeit) durchführen.

____

Sobald die Mikroveränderung zur täglichen Routine geworden ist, werde ich folgende weitere Mikroveränderungen etablieren:

____

____

____

____

TIPP 53

Jeder Tag bringt eine neue Chance

Viele nehmen sich zum neuen Jahr, nach der Diagnose einer Erkrankung oder nach dem Lesen eines Gesundheitsratgebers vor, ihr Leben zu ändern. Das ist wunderbar! Nimmt man sich jedoch zu viel auf einmal vor, ist die Gefahr des Scheiterns groß. In den ersten Tagen und Wochen funktioniert es vielleicht noch. Man beginnt den Tag mit einem Lauf und lässt das Frühstück ausfallen. Man nimmt sich ein selbst zubereitetes Low-Carb-Essen mit zur Arbeit, abends wird gekocht und auch noch meditiert. Dann kommt der erste Tag, an dem man das Laufen ausfallen lässt, weil es so entsetzlich regnet. Dann hat man keine Zeit, um sich das Mittagessen für den nächsten Tag vorzubereiten und holt sich doch wieder eine Pizza. Dann fällt es einem schwer, sich zu den Kraft- und Dehnübungen zu überwinden. Man ist frustriert, dass man die nötigen Veränderungen nicht durchhält und lässt es ganz bleiben. So oder so ähnlich geht es sehr vielen. Verhaltensänderungen sind nicht leicht!

Aufgeben ist jedoch keine Option. Viel besser ist es, jeden Tag als neue Chance zu sehen. Hat es am Vortag mit dem Laufen nicht geklappt, bringt der Folgetag bereits die nächste Möglichkeit.

PRAXISTIPP !

Den Tag planen

Schreiben Sie alle Aktivitäten wie Sport, Kochen, Arbeiten, Kinder betreuen usw. auf und schätzen Sie ab, wie viel Zeit Sie dafür benötigen. Notieren Sie auch, wie Sie Ihren Tag wirklich verbracht haben. Vergleichen Sie die Aufzeichnungen.

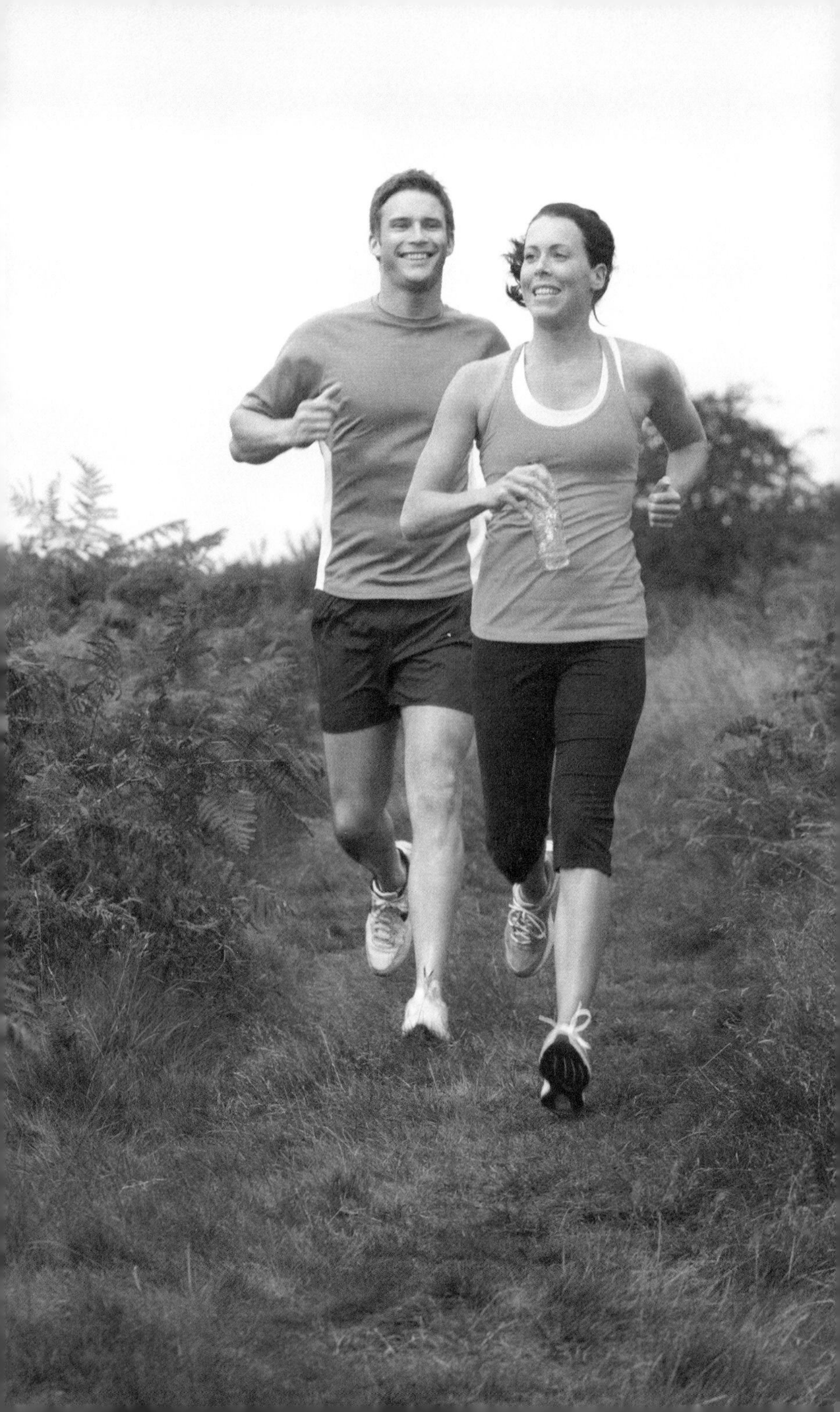

Kraft und Ausdauer weiter steigern

Ist der Anfang gemacht, steigt schnell der Wunsch, noch fitter zu werden. Aber auch nach Jahren gleichbleibender Sportintensität kann es Spaß machen, intensiver und mehr zu trainieren. Dabei sollte man allerdings auf einiges achten.

TIPP **54**

Die Leistungsfähigkeit steigern

Zur Steigerung der körperlichen Leistungsfähigkeit muss man die Häufigkeit und die Intensität der Bewegungen erhöhen. Das bedeutet für Sportanfänger, dass sie langsam über Wochen und Monate hinweg immer mehr und intensiver Sport treiben. Aber auch für bereits sportlich Aktive bedeutet es, dass sie nur fitter werden, wenn sie ihr Sportpensum erhöhen.

Verändern Hobbysportler hingegen den Umfang und die Intensität ihres Trainings nicht, bleibt ihre Leistungsfähigkeit meist konstant. Für relativ fitte Hobbysportler ohne große Ziele ist das wunderbar.

Sportlich Inaktive verlieren mit zunehmendem Alter schnell an körperlicher Leistungsfähigkeit.

Trainingsreize müssen wiederholt werden

Die Leistungsfähigkeit des Körpers nimmt zu, wenn er wiederholt Trainingsreizen ausgesetzt wird. Trainingsreize bedeuten Anstrengung, erhöhten Puls und Schwitzen. Bereits trainierte Sportler sollten Trainingsreize mindestens alle 48 Stunden setzen. Wird nicht jeden zweiten Tag trainiert, sind die Pausen zu lang. Die Leistung steigert sich dann nicht oder nur kaum. Für einige ist es leichter, ein tägliches, aber dafür kürzeres Training zu absolvieren. Die Belastungen sollten hierbei nicht zu intensiv sein, sonst ist es schnell zu viel.

Zu viel wollen

Besonders Sportanfänger nehmen sich oft zu viel vor. Aber auch Sportler, die nach Jahren des Stillstands endlich wieder etwas erreichen wollen, schießen schnell über das Ziel hinaus. Wer erst mit dem Laufen beginnt und es dann gleich an jedem Tag durchziehen möchte, kann schnell nach fünf Tagen komplett am Ende sein. Damit steigert man nicht die Leistung, sondern ruiniert nur die Motivation.

Entweder Länge oder Tempo steigern

Beim Laufen bedeutet Leistungssteigerung, schneller und länger laufen zu können. Einer der typischen Fehler ist es, beide Ziele gleichzeitig zu verfolgen. Man läuft immer längere Strecken und versucht, diese auch noch immer schneller zurückzulegen. Die Folgen sind oft Muskelschmerzen oder Sehnenentzündungen. Man hat den Körper nicht ausreichend auf die intensiveren Trainingsreize vorbereitet. Es folgt eine Zwangspause, bis die Wehwehchen ausgeheilt sind. In dieser Zeit fällt die Leistungsfähigkeit ab.

Geschickter ist es, entweder das Tempo oder die Länge zu steigern. Praktisch heißt es, dass man bei zwei kurzen Läufen pro Woche stetig das Tempo steigert, man die Stecke also immer schneller zurücklegt. Bei einem dritten Lauf pro Woche achtet man hingegen darauf, langsam zu laufen, gefühlt fast schon zu langsam. Man verlängert aber von Woche zu Woche die Länge dieser langsamen Laufeinheit.

Fühlt man sich trotz schneller, kurzer Läufe und trotz immer länger werdenden, langsamen Läufen fit, kann man als Nächstes die Anzahl der Läufe pro Woche erhöhen. Aber auch diese Intensitätssteigerung sollte überlegt und geplant erfolgen.

Auf den Körper hören

Trainingspläne helfen dabei, die Leistungsfähigkeit gezielt zu verbessern. Sie helfen aber vor allem auch dabei, nicht übers Ziel hinauszuschießen und sich damit körperlich zu ruinieren. Wichtig ist es aber in jedem Fall, auf den Körper zu hören. Braucht er mehr Ruhe als im Trainingsplan vorgesehen? Dann schenken Sie sie ihm. Aber auch das Gegenteil gilt: Ist der Körper noch nicht genug gefordert? Dann fordern sie ihn zusätzlich.

TIPP 55

Im richtigen Pulsbereich trainieren

Der Puls ist nichts anderes als die Zahl der Herzschläge pro Minute. Je nachdem, wie sehr er während eines Trainings ansteigt, stellen sich unterschiedliche Trainingseffekte ein. Um im richtigen Pulsbereich zu trainieren, sollte man seinen Maximalpuls und Ruhepuls kennen.

Der Maximalpuls

Der Maximalpuls ist die Geschwindigkeit des Herzschlags, die beim Training auf keinen Fall überschritten werden sollte. Selbst ein Training, welches sich bei 90 Prozent des Maximalpulses oder höher befindet, sollte immer nur wenige Minuten anhalten.

Es gibt eine Faustformel nach der oft der Maximalpuls berechnet wird:

Maximalpuls = 220 – Lebensalter

Aber kann das sein? Kann der Maximalpuls eines Bewegungsmuffels der gleiche wie der eines Marathonläufers sein, nur weil beide 56 Jahre alt sind? Wohl kaum.

Es gibt zwei weitere etablierte Wege, den Maximalpuls zu errechnen, die etwas genauer sind:

Nach Sally Edward
Männer:
Maximalpuls = 214–0,5 × Lebensalter – 0,11 × Körpergewicht in kg
Frauen:
Maximalpuls = 210–0,5 × Lebensalter – 0,11 × Körpergewicht in kg

Oder nach Winfried Spanaus, diese Rechnung bezieht sich jedoch nur auf gut trainierte Sportler:
Männer: Maximalpuls = 223–0,9 × Lebensalter
Frauen: Maximalpuls = 226–0,9 × Lebensalter

Man kann den Maximalpuls aber auch anhand einer Pulsmessung feststellen. Dies sollte man nur tun, wenn man körperlich gesund ist und auch über eine gewisse sportliche Fitness verfügt. Man benötigt für den Selbsttest ein Pulsmessgerät. Solche mit Brustgurt geben meist korrektere Werte als solche, bei denen der Puls am Handgelenk gemessen wird. Gehen Sie zur Ermittlung Ihres Maximalpulses folgendermaßen vor:

Laufen Sie locker 10 Minuten.

Laufen Sie 3 mal 3 Minuten in einem immer schnelleren Tempo. Während der ersten drei Minuten laufen sie zügig. Während der nächsten drei Minuten laufen Sie so schnell, dass Sie schon fast außer Atem kommen. Während der dritten drei Minuten laufen Sie so schnell Sie können. Wichtig: Sie müssen drei Minuten durchhalten! Zwischen den jeweils dreiminütigen Laufeinheiten traben Sie ein bis zwei Minuten. Sie sollten sich in dieser Zeit nicht ganz erholen, sondern unerholt in die nächste Belastungsrunde gehen.

Laufen Sie sich zehn Minuten aus.

Die höchste gemessene Herzfrequenz während Ihres schnellsten Drei-Minuten-Laufs ist Ihr Maximalpuls.[57]

Ruhepuls

Um Ihren optimalen Trainingspuls ausrechnen zu können, benötigen Sie nicht nur Ihren Maximalpuls, sondern auch Ihren Ruhepuls. Am einfachsten ermitteln Sie diesen mit einer Fitnessuhr. Setzen Sie sich dazu einfach ruhig hin und lassen Sie sich das Ergebnis anzeigen.

Falls Sie keine Fitnessuhr besitzen, können Sie Ihren Puls auch am Handgelenk durch Tasten ermitteln. Hierzu legen Sie die Kuppe des Zeige-, Mittel- und Ringfingers auf die Innenseite Ihres Handgelenks und ertasten Ihren Puls. Zählen Sie 30 Sekunden Ihren Puls und multiplizieren Sie das Ergebnis mit zwei. So kommen Sie auf die Schläge pro Minute. So wird der Puls angegeben.

Optimaler Trainingspuls

Auch hierfür gibt es eine Formel:
Trainingsherzfrequenz = (Maximalpuls – Ruhepuls) × Faktor + Ruhepuls

Der Faktor bezieht sich auf die Art des Trainings:

- für intensives Ausdauertraining liegt er bei 0,8,
- für lockeres Ausdauertraining bei 0,6 und
- für Untrainierte bei 0,5.

Alles nette Rechentheorien. Die Praxis kann wieder etwas anders aussehen, denn die errechneten Werte sind Durchschnittswerte. Ist man gestresst oder hat schlecht geschlafen, ist es sehr heiß oder sehr kalt, steigt auch beim Training der Puls. Fühlt man sich körperlich sehr fit, ist die Witterung ideal oder die Laune gut, liegt der Puls niedriger.

Obwohl die Werte zur Trainingsherzfrequenz etwas ungenau sind, geben sie eine gute Orientierung. Zu viele Trainingseinheiten zu nah am Maximalpuls schaden auf Dauer mehr als sie nutzen. Besonders Untrainierte sollten nicht in einem zu hohen Pulsbereich Sport treiben. Das stresst den Organismus zu sehr.

Neben dem Blick auf die Pulsuhr sollte man nie das Gefühl für den Körper verlieren. Fühlt man sich körperlich gut, kann man ruhig in einem höheren Pulsbereich trainieren. Fühlt man sich nicht gut, sollte man es etwas langsamer angehen lassen.

Optimaler Puls hinsichtlich des Trainingsziels

Trainingswissenschaftler haben zudem bestimmte Belastungszonen ermittelt. Je nachdem, in welcher Belastungszone man trainiert, verändert sich der Trainingseffekt.

% des Maximalpulses	Belastungszone	Trainingsbereich	Beschreibung
50–60 %	Gesundheitszone	REKOM (Regeneration & Kompensation)	Stärkung des Herz-Kreislauf-Systems. Ideal für Anfänger.
60–70 %	Fettstoffwechselzone	GA1 (Grundlagen-Ausdauertraining 1)	Maximale Verbrennung von Fett. Stärkung des Herz-Kreislauf-Systems und Verbesserung der Fitness.
70–80 %	Aerobe Zone	GA1 bis 2 (Grundlagen-Ausdauertraining 1 bis 2)	Verbesserung von Atmung und Kreislauf. Ideal zur Steigerung der Ausdauer.
80–90 %	Anaerobe Zone	GA2 (Grundlagen-Ausdauertraining 2)	Ein Training in diesem Bereich führt zu maximalem Leistungszuwachs. Nur 5 bis 20 Prozent des Trainings sollten in diesem Bereich stattfinden.
90–100 %	Wettkampfspezifische Ausdauerzone	WSA (Wettkampfspezifisches Ausdauertraining)	Annäherung an den Maximalpuls. Gefahr für das Herz bei Freizeitsportlern!

Moderne Fitnessuhren werten Trainingseinheiten entsprechend dieses Schemas aus und erstellen hierzu übersichtliche Grafiken.

TIPP 56

Intensive Trainingsreize clever setzen

Die maximale Sauerstoffaufnahme (VO_2max) ist eine der am besten geeigneten Messungen zur Feststellung der Gesamtfitness. Gesteigert wird sie vor allem, wenn das Herz pro Schlag mehr Blut in den Körper pumpt und wenn die Muskulatur mehr Sauerstoff aufnimmt. Die beste Methode, um das zu erreichen, ist sogenanntes Intervalltraining.

Intervalltraining

Während eines Intervalltrainings wechseln sich schnelle und langsame Trainingsphasen ab. Beim Radfahren kann man beispielsweise über mehrere Kilometer besonders stramm in die Pedale treten oder einen Berg hochsprinten. Danach fährt man die nächsten Kilometer in einem ruhigeren Tempo, dann wieder schneller. Beim Schwimmen legt man 25, 50 oder 100 Meter mit maximaler Geschwindigkeit zurück, macht einige Sekunden Pause und wiederholt die Anstrengung mehrere Male.

Typisches Intervalltraining beim Laufen sieht hohe Laufgeschwindigkeiten über eine Strecke von 200, 400 oder 1000 Meter vor. Man kann sich auch an der Zeit orientieren und läuft 2,4 oder 10 Minuten mit maximaler Geschwindigkeit. Danach geht, trabt oder läuft man langsam weiter. Wichtig ist es, in Bewegung zu bleiben. Noch bevor man sich komplett erholt hat, setzt man zum nächsten Intervall an.

Vor einem intensiven Intervalltraining sollte man ausgeruht sein. Das heißt, am Vortag sollte kein Ausdauersport betrieben werden. Für einige bieten sich auch zwei Tage Sportpause an. Nach einem intensiven Intervalltraining sollte man auf ausreichend Schlaf und Regeneration achten.

Intervalltraining ist auch für Sportanfänger interessant

Laufanfänger sollten langsam beginnen. Der Körper muss Zeit haben, um sich an die gesteigerte Belastung anpassen zu können. Ein ideales Intervalltraining für Laufanfänger ist der Wechsel zwischen laufen und gehen. Man kann mit einem Laufintervall von ein oder zwei Minuten beginnen. Sobald man sich etwas fitter fühlt, kann man die Laufintervalle auf drei, fünf, oder auch zehn oder 15 Minuten erhöhen. Zwischendurch das Gehen nicht vergessen!

Das Training vorsichtig intensivieren

Intervalltraining, schnelle Leistungssteigerung, eine Verbesserung der VO_2max, das hört sich alles sehr vielversprechend an. Die Verlockung ist groß, am Anfang zu viele und zu lange Intervalle zu absolvieren. Besonders wenn die Pausen zwischen den Intervallen zu kurz sind, kommt es zu Überlastungen. Die Leistung steigt nicht, sondern lässt sogar nach.

Außerdem besteht die Gefahr von Verspannungen in der Beinmuskulatur, was wiederum zu Schmerzen in den Achillessehnen oder auch Knien führen kann. Selbst die Gefahr von Zerrungen besteht, wenn man ohne vorheriges Aufwärmen zu schnell läuft.

Nur 20 Prozent des Trainings sollte intensiv sein

Die schnellsten Verbesserungen der VO_2max und somit der Gesamtfitness erreicht man, wenn man verhältnismäßig langsames Ausdauertraining mit einigen intensiveren Anstrengungen kombiniert. Dabei ist es egal, ob man läuft, Rad fährt, schwimmt, inlineskatet oder Ski läuft. Auf die Intensitäten kommt es an.

Das sogenannte Polarized Training sieht vor, 80 Prozent des Trainings im Grundlagen-Ausdauerbereich 1 (GA1) und 20 Prozent im sehr intensiven, wettkampfspezifischen Entwicklungsbereich (WSA) zu absolvieren. Dies soll sehr effektiv sein, das gilt jedoch für erfahrene Sportler. Sportanfänger sollten maximal einige Zeit in der anaeroben Zone (GA2) trainieren.

TIPP 57

Muskelkater ist nicht gefährlich

Muskelkater ist ein klares Anzeichen einer Überbeanspruchung der Muskulatur. Entweder besonders intensive oder ungewohnte Belastungen sind der Grund. Die Wissenschaft ist sich mittlerweile einig, dass Muskelkater mit mikroskopisch kleinen Verletzungen der Muskulatur einhergeht. Die Theorie, dass Laktat, welches sich beim anaeroben Stoffwechsel in der Muskulatur anreichert, für die Schmerzen verantwortlich sei, ist überholt. Uneins ist sich die Wissenschaft jedoch darüber, wodurch die Schmerzen entstehen. Ob sie beim Heilen der Miniverletzungen entstehen oder durch Wasser, welches aufgrund der Verletzungen in die Muskulatur eintritt und dann auf die Nerven des Bindegewebes drückt.

Muskelkater kommt und geht

Die typischen Schmerzen nach intensiven oder ungewohnten Bewegungen treten meist zwischen 12 und 72 Stunden nach der Belastung auf. In den allermeisten Fällen halten sie zwischen einem und drei Tagen an, können sich aber in besonders schweren Fällen auch bis zu einer Woche hinziehen. Muskelkater – auch schwerer – ist ungefährlich. Die beschädigte Muskulatur regeneriert sich vollständig. Zu Dauerschäden kommt es nicht.

Gutes Training ohne Muskelkater

Die Muskulatur wird durch das Ausheilen eines Muskelkaters nicht stärker. Daher ist es sinnvoll, so zu trainieren, dass man keinen Muskelkater bekommt. Obwohl, ganz unter uns, ein leichter Muskelkater fühlt sich einfach gut an.

Abzuraten ist von sehr starkem Muskelkater, da man währenddessen die Muskulatur nicht weiter trainieren sollte und dadurch die Kraft nicht weiter gesteigert werden kann. Zudem tut es einfach weh.

PRAXISTIPP

Muskelkater schnell kurieren

Folgende Maßnahmen ermöglichen eine schnelle Heilung der winzigen Verletzungen und Abklingen der Schmerzen:

- Viele Proteine essen – Eiweiß unterstützt den Heilungsprozess.
- Zink einnehmen – der Mineralstoff trägt ebenfalls zur Heilung bei.
- Leichte Bewegungen – spazieren gehen, gemütlich einige Bahnen schwimmen oder langsam Fahrrad fahren – fördern den Stoffwechsel und regen somit die Regeneration an.
- In die Sauna gehen – die Wärme verstärkt die Durchblutung, somit gelangen die Stoffe, die für den Heilungsprozess benötigt werden, schneller an die Orte der Verletzungen.
- Warm baden – auch ein warmes Bad steigert die Durchblutung. Ätherische Öle im Badewasser, wie beispielsweise Lavendel oder Pfefferminzöl, wirken zusätzlich positiv.
- Schlafen – Heilungsprozesse laufen im Schlaf auf Hochtouren, das gilt auch für Muskelkater.
- Mit einer Faszienrolle betroffene Stellen behandeln – der Druck, der durch die Faszienrolle entsteht, fördert die Durchblutung, das wirkt sich positiv auf die Heilung aus.

TIPP 58

Was tun bei Seitenstechen

Seitenstechen kennt fast jeder. Oft wird behauptet, Seitenstechen betreffe eher Freizeitsportler und untrainierte Sportanfänger. Mir hat Seitenstechen schon Marathon-Bestzeiten verdorben. Ich weiß, wovon ich spreche.

Viele Theorien – wenig Hilfe

In der Wissenschaft wird immer noch behauptet, man wüsste nicht, wodurch Seitenstechen entsteht. Es wäre so schwer zu untersuchen, denn es tritt nur unter Belastung auf. Während des Laufens kann man aber nicht herausfinden, was genau passiert. Da gibt es dann viele verschiedene Theorien. Die sind für mich alle nicht plausibel, wenn man kurz nachdenkt:

Erhöhte Durchblutung der Milz kann nicht stimmen. Seitenstechen tritt rechts oder links auf, die Milz liegt links.

Dehnung des Bindegewebes nach einer üppigen Mahlzeit kann nicht sein. Seitenstechen tritt auch auf, wenn vorher nichts gegessen wurde.

Erschütterungen beim Laufsport kann nicht stimmen. Seitenstechen tritt auch bei Vorfußläufer auf, die Erschütterungen bereits im Fuß mit ihrer Muskulatur abdämpfen.

Wodurch Seitenstechen wirklich entsteht

Läufer, die sich ganz genau beobachten, wissen, wann es zum Seitenstechen kommt: Wenn man beim Reden unregelmäßig atmet, wenn man sich beim Trinken verschluckt oder wenn die Atmung aus anderen Gründen aus dem Rhythmus gerät. Das passiert Laufanfängern besonders häufig. Sie japsen nach Luft. Die Atmung ist unregelmäßig und schon ist das Seitenstechen da.

Durch die Unregelmäßigkeit des Atmens gelangt zu wenig Sauerstoff zum Zwerchfell, es verkrampft. Sauerstoffmangel aufgrund einer sehr starken Belastung kann ebenfalls zu so einem Krampf führen. Der Mehrkampf-Landestrainer von Baden-Württemberg, Florian Bauder, kennt noch einen weiteren Grund, warum das Zwerchfell unter hoher Belastung verkrampft: fehlende Bauchmuskulatur.[58]

Auch wenn Seitenstechen zu starken Schmerzen führt, ist es in der Regel harmlos.

PRAXISTIPP

Seitenstechen schnell loswerden

Damit Seitenstechen wieder verschwindet, muss das Zwerchfell entkrampfen und mit besonders viel Sauerstoff versorgt werden. Das gelingt folgendermaßen:

- Atmen Sie langsam und regelmäßig. Das wirkt entspannend.
- Atmen Sie lange aus. Am besten atmen Sie doppelt so viele Schritte aus wie ein. Zählen Sie mit. Somit steigern Sie die Sauerstoffversorgung.

Um Seitenstechen vorzubeugen ist auch ein Bauchmuskeltraining hilfreich.

TIPP 59

Ausdauerstark durch Fettverbrennung

Fettverbrennung ist eigentlich nicht das richtige Wort, denn im Körper verbrennt nichts. Wenn Fett zur Energieherstellung verwendet wird, heißt das richtig Fett-Oxidation oder Beta-Oxidation.

Fette sind die sinnvollere Energiequelle

Lange Zeit wurde gepredigt, Ausdauersportler sollen vor allem Kohlenhydrate verzehren. Sie füllen die Glykogenspeicher. Glykogen dient der Bereitstellung von Energie unter besonders hoher Anstrengung. Funktioniert, nur nicht besonders lange. Sind die Glykogenspeicher leer, geht nichts mehr.

Anders sieht es aus, wenn die Muskelzellen Fette für die Herstellung ihrer Energie nutzen. Bei den meisten Menschen werden Fette aber nur bei einer Trainingsintensität von 45 bis 60 Prozent der VO_2max zur Energieherstellung genutzt. Sobald man schneller läuft, sobald es anstrengend wird, reicht die Energieherstellung aus den Fetten nicht mehr, die Verwendung von Kohlenhydraten wird hinzugeschaltet. Ab welcher Anstrengung die Fett-Oxidation nicht mehr ausreicht, hängt jedoch extrem vom Trainingszustand und der Ernährung ab.

Maximale Fett-Oxidation steigern

Bei untrainierten Kohlenhydratessern liegt die maximale Fett-Oxidation bei ungefähr 0,17 Gramm Fett pro Minute. Das heißt 0,17 Gramm Fett werden pro Minute für die Energieherstellung genutzt. Ganz anders bei trainierten Sportlern, die sich zudem ketogen ernähren. Ihre maximale Fett-Oxidation liegt bei über 1,5 Gramm pro Minute. Die maximale Fett-Oxidation steigt daher durch Training wie durch eine ketogene Ernährung, die reich an Fetten ist.

Umschaltpunkt verlagern

Bei einer bestimmten Trainingsintensität schaltet das System von der reinen Fett-Oxidation um und nutzt zusätzlich Kohlenhydrate. Bei welcher Intensität das jedoch passiert, hängt vom Trainingszustand ab. Sowohl eine gesteigerte Trainingsintensität als auch längere Trainingseinheiten verlagern den Umschaltpunkt nach oben. Es gibt Sportler, die selbst bei 90 Prozent ihrer VO_2max noch immer einen Großteil ihrer Energie aus Fettsäuren beziehen. Bei solchen Sportlern leeren sich die Glykogenspeicher nicht, sie erleben keinen abrupten Leistungsabfall nach mehreren Stunden Spitzenleistung. Das ist natürlich ein Extrem. Aber auch Hobbysportler können ihren Umschaltpunkt merklich über die 65 Prozent ihrer VO_2max erhöhen. Zur Steigerung der Fett-Oxidation dienen vor allem lange Ausdauertrainingseinheiten von mehr als zwei Stunden. Natürlich ohne die Einnahme von Energie-Gelen.

Fett essen – Fett nutzen

Eine fettreiche Ernährung in Kombination mit aerobem Training wirkt als epigenetischer Schalter. Ein Enzym, welches Fettsäuren so verändert, dass sie für die Energieherstellung genutzt werden können, wird vermehrt gebildet. Das steigert die Fett-Oxidation.

Bei einer fettreichen Ernährung werden zudem vermehrt Triglyceride im Muskelgewebe gespeichert. Die Konzentration von Glykogen nimmt hingegen ab. Zur Energieherstellung werden dann die gespeicherten Triglyceride verwendet. Bei einer kohlenhydratreichen Ernährung ist es genau umgekehrt. Sie führt zu einer hohen Konzentration an Glykogen in der Muskulatur und zu wenigen Triglyceriden.

Beide Energiequellen gezielt nutzen

Extremsportler nutzen beide Arten der Energieherstellung geschickt. Während des Trainings ernähren sie sich ketogen, also fettreich und Low Carb. Etwa 36 bis 72 Stunden vor einem Wettkampf verzehren sie vermehrt Kohlenhydrate, um zusätzlich die Glykogenspeicher zu füllen. Während des Wettkampfs stehen ihnen dann beide Energiequellen in idealer Weise zur Verfügung.[59] Energie-Gele erhöhen den Effekt.

TIPP 60

Krafttraining gehört immer dazu

Muskeln sind essenziell für die Gesundheit und ein langes Leben. Sie sind eines der effektivsten Mittel gegen Schmerzen. Muskeln ermöglichen zudem eine aufrechte und selbstbewusste Körperhaltung.

Bei vielen Sportarten, wie auch beim Laufen, werden bestimmte Muskelgruppen besonders in Anspruch genommen. Das ist einseitig. Daher ist es sinnvoll, ein zusätzliches Krafttraining für den gesamten Körper zu absolvieren. Die Weltgesundheitsorganisation empfiehlt mindestens zwei Einheiten zur Kraftsteigerung pro Woche. Mehr ist noch besser.

Muskeln müssen gefordert werden

Nur unter Anstrengung bildet sich neue Muskelmasse. Die Muskulatur muss während der Übungen geringfügig brennen. Zum Ende einer Halteübung muss es sich so anfühlen, als ob man die Position nicht mehr lange halten kann. Zum Ende einer Übung mit mehreren Wiederholungen müssen sich die letzten so anfühlen, als ob man nicht mehr viele weitere zustande bringt.

Im Fitnessstudio gibt es verschiedene Geräte, mit denen ganz gezielt, bestimmte Muskelpartien trainiert werden können. Fitnessstudios mag nicht jeder. Zu Hause können Sie, nur mit einer Matte ausgestattet, ebenfalls intensive Krafttrainings durchführen. Man bezeichnet es als Eigengewichtstraining. Dabei kämpfen Sie gegen die Schwerkraft und Ihr ganz normales Körpergewicht. Zu den typischen Eigengewichtsübungen zählen Kniebeugen, Sit-ups und Liegestütze.

Mit Muskelkraft das Verletzungsrisiko und Überlastung reduzieren

Eine gut ausgebildete Muskulatur beugt vor allem Verletzungen vor. Sie schützt sogar besser als Dehnübungen. Das ist eine neue Erkenntnis der Wissenschaft. Wissenschaftler aus Dänemark stellten in einer Metaanalyse fest, dass ein unterstützendes Krafttraining viel mehr kann. Es reduziert Sportverletzungen um ein Drittel und Verletzungen aufgrund von Überlastungen um rund die Hälfte.[60]

Kraftübungen für besseres Laufen

Beim Laufen denkt man sofort an die Beinmuskulatur. Das reicht aber oft nicht aus. Mangelt es Läufern beispielsweise an der nötigen Rumpfmuskulatur, sackt ihr Körper in sich zusammen. Das verkürzt die Schrittlänge und mindert die Leistung. Langfristig kann es auch zu Fehlhaltungen kommen, die wiederum Schmerzen verursachen können.

PRAXISTIPP

Besondere Übungen für bessere Laufleistungen

- **Kniebeugen bzw. einbeinige Kniebeugen:** Kniebeugen trainieren die Bein-, Po und die Rumpfmuskulatur. Man kann sie mit Sprüngen verbinden oder sogar einbeinig durchführen. Die einbeinige Ausführung ist sehr schwierig und sollte langsam und mit der richtigen Bewegungsausführung erreicht werden.
- **Step-ups:** Step-ups sind eigentlich große Schritte nach oben. In Fitnessstudios gibt es dazu extra Bänke. Ein stabiler Stuhl zu Hause tut es aber auch. Man stellt einen Fuß auf den Stuhl. Wie beim Treppensteigen, steigt man hinauf, bis man mit beiden Beinen auf dem Stuhl oder der Bank steht. Dann geh es wieder langsam hinab. Mit beiden Beinen unten angekommen, wiederholt man die Übung und beginnt mit dem anderen Bein zuerst.

TIPP 61

Dehnen gegen Schmerzen und für eine bessere Beweglichkeit

Niemand ist von Geburt an unbeweglich. Kleinkinder sind wahre Bewegungskünstler. Das liegt einerseits an ihren Proportionen aber auch an den noch sehr flexiblen Muskeln. Erst wenn über Jahre immer wieder die gleichen Bewegungen durchgeführt werden, nimmt die Beweglichkeit ab. Das muss aber nicht so bleiben. Mit gezielten Dehnübungen kann die Beweglichkeit in jedem Alter zunehmen, auch noch mit 90 Jahren.

Dehnen gegen Schmerzen

Besonders Rücken- oder Nackenschmerzen entstehen aufgrund von Muskelverspannungen. Durch die dauerhaft angespannte Muskulatur entstehen ungünstige Spannungsverhältnisse in den Gelenken oder in der Wirbelsäule. Das tut weh. Dehnübungen sind daher eines der besten Mittel gegen Muskel- und Gelenkschmerzen.

Beweglichkeit für ein unbeschwertes Leben

Durch regelmäßiges Dehnen bleibt der Körper beweglich. Das ist wichtig, denn nur so kann man sich auch mit 80 Jahren noch mühelos auf den Fußboden setzen und mit den Enkeln spielen und danach wieder aufstehen. Eine gute Beweglichkeit beugt auch Überlastungen vor. Nimmt die Beweglichkeit in einem Gelenk hingegen ab, gleichen angrenzende Gelenke die mangelnde Beweglichkeit aus. Sie werden dadurch überlastet. Bewegungseinschränkungen der Hüfte führen beispielsweise oft zu Schmerzen in der Lendenwirbelsäule.

Dehnen macht den Muskel flexibler, aber nicht länger

Auch wenn es sich so anfühlt, durch Dehnen nimmt die Länge eines Muskels nicht zu. Daher gibt es im Umkehrschluss auch keine verkürzten Muskeln. Es gibt unflexible Muskeln. Dehnen erhöht die sogenannte Dehnungstoleranz. Die elastischen Strukturen in den Muskeln und drum herum werden beweglicher, die Flexibilität nimmt zu.

Statisches und dynamisches Dehnen

Beim statischen Dehnen wird die Dehnposition kontrolliert eingenommen und zwischen 15 und 60 Sekunden gehalten. Beim dynamischen Dehnen wird die Position hingegen nur kurz gehalten und gleich wieder verlassen. Die Position wird mehrmals hintereinander eingenommen.

Statisches Dehnen ist vor dem Sport nicht sinnvoll. Es verringert die Muskelspannung, wodurch sich das Verletzungsrisiko erhöht. Statisches Dehnen ist trotzdem für jeden ein Muss, der lange beweglich bleiben möchte. Allerdings sollte es weder vor noch nach dem Sport durchgeführt werden. Stattdessen sollte es eine separate Sporteinheit darstellen. Neben klassischen Stretching-Übungen bieten sich auch Yoga und Pilates zum statischen Dehnen an.

Dynamische Dehnübungen gehören oft zum Aufwärmen bei Sportarten, die eine hohe Flexibilität erfordern, wie beispielsweise Ballett oder Schwimmen. Auch für Sportarten mit abrupten Bewegungen wie Tennis oder viele Ballsportarten bieten sich dynamische Dehnübungen an.

Kein Dehnen nach intensiven Trainingseinheiten

Intensives Training führt zu winzigen Muskelfaserrissen. Einige Zeit später spürt man sie in Form von Muskelkater. Dehnen ist nach intensivem Training nicht ratsam. Das Dehnen kann die leichten Verletzungen verstärken. Daher stimmt es auch nicht, dass Dehnen nach dem Sport Muskelkater entgegenwirkt. Das Gegenteil ist der Fall.

TIPP 62

Konkrete Ziele setzen

In vielen Lebensbereichen sind konkrete Ziele selbstverständlich. Ohne zu überlegen, werden sie gesetzt oder sogar vorbestimmt: Schul- und Universitätsabschlüsse, der Einstieg ins Berufsleben, Hochzeiten und Elternschaft sind solche konkreten Ziele und vieles mehr. Man hat vor Augen, was man sich wünscht, und unternimmt die nötigen Schritte und Anstrengungen, um das zu erreichen. Wer sportlich fitter werden möchte, braucht ebenso konkrete Ziele. Ohne Ziel oder konkrete Vorstellung wird die Umsetzung schwierig.

Es muss nicht immer Laufen sein

Ich bin ein großer Fan des Laufens. Aber ich weiß, dass es besonders beim Einstieg einigen leichter fällt, an Angeboten im Reha-Sportzentrum, im Fitnessstudio oder im Sportverein teilzunehmen. Wichtig ist, dass Sie aktiv werden und dranbleiben.

Controlling in eigener Sache

In vielen Unternehmen ist es gängige Praxis: Controlling. Es wird überprüft, ob zuvor definierte Ziele erreicht wurden. Wird ein Ziel nicht erreicht, werden die Gründe dafür ermittelt und eventuell Ziele angeglichen. Genauso können Sie bei Ihren sportlichen Aktivitäten vorgehen. Sie setzen sich ein konkretes und erreichbares Ziel. Sie planen die Umsetzung. Wenn Sie erkennen, dass Ihr Ziel nicht zu erreichen ist, sollten Sie es anpassen. Das neue Ziel sollte aber wieder konkret sein und zum Zeitpunkt der Planung erreichbar erscheinen.

Sie können folgendermaßen vorgehen:

1. **Setzen Sie sich ein konkretes und realistisches Ziel:** Das kann beispielsweise das Ziel sein, zweimal wöchentlich zum Reha-Sportkurs

zu gehen. Es kann aber auch eins sein, 5, 10 oder 20 Kilometer am Stück laufen zu können oder an einem Halbmarathon teilzunehmen. Oder, oder. Es muss jedoch konkret sein. »Ich gehe ab jetzt laufen«, ist es nicht. Das kann bedeuten, dass ich nur alle drei Wochen einmal laufen gehe. »Ich werde mich mehr bewegen«, ist ebenso unkonkret und führt daher häufiger zum Scheitern.

2. **Das Training planen:** Die Umsetzung sollte zu ihrem jetzigen Fitnesslevel und zu ihren zeitlichen Kapazitäten passen. Es bringt sehr wenig, wenn Sie sich vornehmen, viermal pro Woche einen Kurs im Fitnessstudio zu besuchen, Sie aber Vollzeit arbeiten und auch noch kleine Kinder zu Hause haben. Dann schieben Sie womöglich die Teilnahme am Fitnesskurs von Tag zu Tag vor sich her. Am Ende der Woche haben Sie nicht an vier, sondern an gar keinem Kurs teilgenommen. Genauso unrealistisch ist es, wenn Sie noch nie regelmäßig gelaufen sind und in einem halben Jahr an einem Halbmarathon teilnehmen möchten. Schauen Sie lieber etwas zurückhaltender auf das, was sie umsetzen können, aber setzen Sie Ihr Vorhaben um!
3. **Ziel und Umsetzung sollten messbar sein:** Nur wenn etwas messbar ist, kann man kontrollieren, ob die zuvor gesetzten Ziele bzw. Umsetzungen erreicht wurden. Nimmt man sich vor, zweimal pro Woche 30 Minuten zu laufen, ist das messbar. Auch ein Ziel, wie beispielsweise das Absolvieren eines 10-Kilometer-Volkslaufes ist messbar. Die Messbarkeit macht das Controlling erst möglich.
4. **Eventuelle Anpassungen vornehmen:** Viele Menschen wollen mehr, als sie können. Realisieren Sie nach einiger Zeit, dass Ihre Ziele und Ihre Vorstellung der Umsetzung unrealistisch waren, ändern Sie sowohl Ziel als auch Umsetzung.

Anpassungen können aber auch in die andere Richtung erfolgen. Fühlen Sie sich fit und haben Sie weitere Kapazitäten, können Sie an einem weiteren Kurs pro Woche im Fitnessstudio teilnehmen oder Sie verlängern Ihre Laufstrecken oder nehmen an anspruchsvolleren Wettkämpfen teil. Nur übertreiben sollten Sie es nicht.

PRAXISTIPP

Planen Sie Ihre sportliche Aktivität

Mein konkretes und realistisches Ziel lautet:

Meine Umsetzung unter Berücksichtigung meines Trainingszustandes und meiner mir zur Verfügung stehenden Zeit sieht folgendermaßen aus:

In folgender Weise werde ich die Umsetzung und das Ziel überprüfen:

Meine Anpassung sieht wie folgt aus:

TIPP 63

Trainingspläne nutzen

Trainingspläne sind sowohl für den Sportanfänger als auch für ambitionierte Hobbysportler sinnvoll, und zwar in zweierlei Hinsicht: Mit ihnen können die sportlichen Leistungen gezielt verbessert werden, sei es im Fitnessstudio oder bei Ausdauersportarten. Trainingspläne bewahren aber vor allem vor heillosem Übertraining.

Individuelle Trainingspläne sind empfehlenswert

Von Trainingsplänen für jedermann, die vielleicht auch noch die Teilnahme an einem Marathon in nur zehn Wochen versprechen, sollten Sie die Finger lassen. Sie berücksichtigen in keiner Weise Ihren Trainingszustand. Wenn Sie erst mit dem Laufen begonnen haben oder über Jahre Ihre Fünf-Kilometer-Runde im immer gleichen Tempo laufen, dauert eine sinnvolle Marathonvorbereitung gut zwei Jahre.

Einige Trainer von Lauftreffs oder Übungsleiter im Radsport- oder Schwimmverein sind mit der Erstellung von Trainingsplänen vertraut. Aber nicht alle. Viele Ausdauersportler trainieren jedoch für sich allein und müssen somit auch ihren Trainingsplan selbstständig erstellen. Mittlerweile gibt es einige Webseiten und Apps, mit denen man individuelle Trainingspläne verfassen kann. Auch einige Hersteller von Fitnessuhren bieten Trainingspläne an, die den persönlichen Trainingsstand und das Trainingsziel berücksichtigen.

Im Fitnessstudio gehören Trainingspläne und deren Anpassung nach einigen Wochen zum normalen Angebot. Man sollte dieses auf jeden Fall nutzen.

Finger weg von Standardtrainingsplänen

Trainingspläne, die den individuellen Trainingszustand nicht berücksichtigen, sind oft zu intensiv. Man findet sie in einigen Laufbüchern, in Zeitschriften oder im Internet. Das kann schnell frustrieren, wenn nach wenigen Wochen Training die Achillessehnen entzündet sind oder die Knie schmerzen. Dann geht oft für lange Zeit nichts mehr oder nur Aquajogging. Das ist schade. Der erneute Start nach der Überanstrengung ist für viele zudem besonders schwierig. Obwohl das Herz-Kreislauf-System viel mehr leisten könnte, halten die Schmerzen einen auf.

Sich an den Trainingsplan halten

Viele, die sich ein Ziel setzen, wollen es möglichst schnell erreichen. Auch die Euphorie einer Wettkampfteilnahme motiviert einige so sehr, dass sie ihren individuell erstellten Trainingsplan »erweitern«. Sie halten die Zeiten der Regeneration nicht ein und gehen häufiger trainieren als vorgesehen. Oder sie laufen wesentlich schneller als geplant. Die Gefahr des Übertrainings besteht. Zudem nimmt die Effektivität des Trainings ab. Beispielsweise ist ein Training im aeroben Bereich für die Verbesserung der Grundausdauer ideal. Viele Hobbyläufer haben aber das Gefühl, entsetzlich langsam unterwegs zu sein, wenn sie im aeroben Bereich laufen. Kaum zu glauben, aber solche langen und sehr langsamen Läufe sind für den Aufbau der Grundausdauer essenziell.

Es ist und bleibt ein Hobby

Profisportler müssen sich nicht noch um einen Beruf kümmern, der Sport ist ihr Beruf. Sie werden von Physiotherapeuten und Masseuren betreut, erhalten Ernährungspläne und vieles mehr. Sie sind Hobbysportler. Sie haben das alles nicht. Sie kümmern sich um Ihre Familie, Ihren Beruf und vieles mehr. All das sind auch Anstrengungen. All das sollten Sie in Ihrem Trainingsplan berücksichtigen.

TIPP **64**

Mentale Kräfte nutzen

Erfolg hängt nicht nur von den Fähigkeiten ab, sondern vor allem auch davon, wie man über sich und die Aufgabe denkt und fühlt. Hat man Angst oder Selbstzweifel, wird es schwierig. Ein positives Selbstwertgefühl und die Fähigkeit, sich bereits am Ziel zu sehen, wirken hingegen Wunder.

Das Gehirn entscheidet, wann man aufgibt

Egal ob Sportanfänger oder Marathonläufer. Jeder Sportler wird mit dem Gefühl konfrontiert, sich einfach nicht mehr weiter anstrengen zu wollen. Man fängt an zu gehen, anstatt weiterzulaufen. Man gibt bei Halteübungen wie beispielsweise der Plank auf, man macht keine weitere Kniebeuge.

Zwei Sportwissenschaftler aus Großbritannien erforschten dieses Phänomen. Sie wollten wissen, ob ein Energiemangel in der Muskulatur zum Aufgeben führt oder ob die Entscheidung im Gehirn fällt, ohne dass sich Sportler darüber bewusst sind. Hierzu führten sie ein sehr interessantes Experiment durch.

Sie ließen zehn gut trainierte Männer zunächst fünf Sekunden lang so stark auf einem Fahrradergometer strampeln, wie es ihnen möglich war. Danach sollten sie mit einem weitaus geringeren Kraftaufwand so lange treten, bis sie nicht mehr konnten. Im Durchschnitt hielten die Männer zwölf Minuten durch. Die relativ kurze Dauer lässt sich mit dem hohen Widerstand des Fahrradergometers erklären. Jetzt kommt der Clou! Nachdem die Sportler aufgegeben hatten, baten die Wissenschaftler sie, noch einmal fünf Sekunden lang alles zu geben. Siehe da, sie konnten sich weiter anstrengen. Sie erreichten zwar nicht mehr die Leistung des ersten Fünf-Sekunden-Tests. Sie traten aber im Durchschnitt dreimal stärker in die Pedale als während der Ermittlung ihrer

Ausdauer. Das ist erstaunlich, hatten sie doch vorher das Gefühl, keine einzige weitere Sekunde die Pedale bewegen zu können.

Die Wissenschaftler sehen dieses Ergebnis als Beweis dafür, dass die Entscheidung aufzuhören, im Gehirn entsteht, und zwar lange vor der wirklichen Ermüdung der Muskulatur. Natürlich gibt es auch den Zeitpunkt, an dem der Körper nicht mehr ausreichend Energie erzeugen kann. Bis der jedoch erreicht ist, wird das Gehirn lange vorher Signale zum Aufgeben aussenden.[61]

Mentales Training ist so wichtig wie körperliches

Wann das Gehirn das Signal zum Aufgeben sendet, ist von Person zu Person sehr unterschiedlich. Einige Kinder verfügen bereits über ungeheure mentale Stärke. Das muss sich nicht unbedingt im Sport zeigen. Kinder mit mentaler Stärke geben nicht auf. Sie bleiben hartnäckig bei einer Sache, bis sie es geschafft haben. Mentale Stärke kann man trainieren. Um ernsthaft Sport zu treiben, wie beispielsweise zum Läufer zu werden, muss man sie sogar trainieren.

Um fitter zu werden, müssen intensive Trainingsreize gesetzt werden, wie beispielsweise während eines Intervall- oder eines Krafttrainings. Das ist anstrengend, das schmerzt, das ist unangenehm. Genau diese Momente dienen dem Training der mentalen Stärke. Jeder noch so kleine Erfolg macht den nächsten wahrscheinlicher.

Mentale Stärke trainieren

Genauso wie intensive körperliche Reize die körperliche Leistungsfähigkeit steigern, fördern schwierige Situationen die mentale Stärke. Mentale Stärke kann man trainieren, indem man Sport gerade dann treibt, wenn man es nicht möchte. Beispielsweise nach einem anstrengenden Arbeitstag, bei miesem Wetter oder sogar nach einer zu kurzen Nacht.

PRAXISTIPP

Erstellen Sie sich Ihr individuelles Mentalprogramm

1. Visualisieren Sie vor einer sportlichen Betätigung die genaue Dauer und Intensität Ihrer Aktivität.
2. Während des Umziehens oder auf dem Weg zum Sport stellen Sie sich bereits vor, wie Sie laufen, das Krafttraining absolvieren oder anderen Sport betreiben.
3. Wenn Sie ans Aufgeben denken, stellen Sie sich vor, wie Sie weiterlaufen oder weiter andere sportliche Aktivitäten durchführen.
4. Stellen Sie sich vor, dass es einfach und locker geht.

TIPP 65

Regeneration gehört dazu

Intensiver Sport führt zu mikroskopisch kleinen Muskelfaserrissen. Die müssen anschließend repariert werden. Dazu benötigt der Körper Zeit. Trainiert man im anaeroben Bereich, reichert sich zudem Laktat in den Muskelzellen an. Es wird zur Leber transportiert und teilweise abgebaut. Dieser Vorgang braucht Zeit. Die erhöhte Körpertemperatur während des Sports schädigt außerdem die Tight Junctions, die Verbindungsstellen zwischen den einzelnen Zellen im Darm. Der Darm wird zunächst durchlässiger, aber dann repariert, das braucht Zeit. Danach ist er dichter als zuvor. Sport erhöht auch die Aktivität des Nervensystems. Es benötigt ebenfalls Zeit, um sich anzupassen.

Runderneuerung im Schlaf

Schlaf ist zur Regeneration besonders wichtig. Es kommt aber nicht allein auf die Länge des Schlafs an, sondern auf die Qualität. Entscheidend sind die Tiefschlafphasen. Währenddessen steigt die Konzentration des Wachstumshormons rasant an. Das Hormon wird für die nötigen Reparaturen benötigt.

Außerdem bilden sich während des Schlafens neue Nervenverbindungen im Gehirn. Sie sind für das Erlernen neuer Bewegungsabläufe besonders wichtig. Wer seine Lauf- oder Schwimmtechnik verbessern will, sollte daher nicht nur an der verbesserten Bewegungsausführung üben, sondern sich auch Zeit zum Schlafen nehmen.

Guter Schlaf boostet das Immunsystem. Ein weiterer wichtiger Faktor, denn nur mit einem guten Immunsystem kann man auf Dauer körperliche Leistungsfähigkeit beibehalten oder verbessern.

Zu wenig Regeneration führt zu Leistungsabfall und Verletzungen

An Schlaf und Pausen zu knausern, lohnt sich auf Dauer nicht. Vielen fällt das schwer, da sie sich doch aufs Training und auf die vielen anderen Dinge konzentrieren, die erledigt werden wollen. Da geht noch etwas, noch eine Stunde länger trainieren oder arbeiten, die dann vom Schlaf abgezogen wird.

Auf Dauer nimmt bei gleichen Trainingsreizen die Leistungsfähigkeit ab. Das kann nicht nur an einem Schlafmangel, sondern auch an Mineralstoffmangel liegen. Besonders häufig tritt das bei einem Eisenmangel auf. Ruhezeiten, Schlaf, Nährstoffe, mentale Entspannung. All das gehört zu einer guten Regeneration dazu.

Schlaf als wichtige Trainingseinheit verstehen

In zwei beeindruckenden Untersuchungen konnte gezeigt werden, wie wichtig der Schlaf zur Regeneration ist. Professionelle Basketballspieler nahmen an einer Studie der renommierten Stanford University in Kalifornien teil. Sie mussten mindestens zehn Stunden pro Nacht im Bett verbringen, möglichst schlafend. Im Durchschnitt schliefen die Sportler während des Versuchs fast zwei Stunden länger pro Nacht als zuvor. Das tägliche Training wurde gleichbleibend weitergeführt. Nach fünf Wochen konnten sie schneller sprinten und trafen besser den Korb. Insgesamt fühlten sie sich körperlich und mental fitter.[62]

Das gleiche Team von Wissenschaftlern führte mit Schwimmern ein ähnliches Experiment durch. Auch sie sollten möglichst zehn Stunden pro Nacht schlafen. Das Ergebnis war nach sechs bis sieben Wochen dem der Basketballer ähnlich. Sie schwammen schneller, sie führten ihre Wenden am Ende der Bahn schneller durch und ihre Reaktionsfähigkeit verbesserte sich. Vor allem waren sie glücklicher und ausgeglichener.

Wie viel Regeneration es sein sollte

Je intensiver der Sport, umso mehr Regeneration ist nötig. Das erklärt auch die sehr langen Schlafzeiten in den beiden Studien. Das waren Leistungssportler, die mehrere Trainingseinheiten pro Tag absolvierten.

Aber auch für Hobbysportler gilt: Acht Stunden Schlaf pro Nacht sollten es sein. Eventuell auch mehr. Ausprobieren lohnt sich hier.

Die Regenerationszeiten, das heißt der Schlaf, aber auch die Wachzeiten zwischen zwei Trainingsreizen, hängen nicht nur von der Trainingsintensität, sondern auch vom Trainingszustand ab. Jemand, der sehr gut trainiert ist, regeneriert schneller als ein Untrainierter. Das bedeutet insbesondere für Sportanfänger: nicht zu schnell zu viel wollen.

Den Schlaf vermessen

Viele Smart- und Fitnessuhren zeichnen den Schlaf auf. Sie unterscheiden zwischen leichtem Schlaf, REM- und Tiefschlafphasen sowie Wachzeiten. Das gibt einen interessanten Einblick. Besonders wichtig für die Regeneration sind die Tiefschlafphasen. Sind sie ausreichend lang, fühlt man sich am nächsten Morgen gut erholt. Falls Sie sich nicht erholt fühlen, lohnen sich Experimente. Fühlen Sie sich besser, wenn Sie früher ins Bett gehen? Schlafen Sie besser, wenn Sie in den zwei letzten Stunden vor der Nachtruhe nur lesen (keine Krimis oder anderes Aufregendes), meditieren oder sich dehnen? Fühlen Sie sich am Morgen besser regeneriert, wenn Sie am Abend auf Alkohol, Cannabis oder andere Drogen verzichten?

Smart- und Fitnessuhren geben zwar einen Einblick in das, was nachts passiert, aber sie zeichnen bei Weitem nicht so korrekt das Schlafverhalten auf, wie es in einem Schlaflabor geschieht. Daher sollten Sie sich von den Aufzeichnungen Ihrer Uhr auch nicht verrückt machen lassen. Fühlen Sie sich morgens ausgeschlafen und fit? Freuen Sie sich auf den Tag? Das ist ein gutes Zeichen, dass Sie ausreichend geschlafen haben.

TIPP **66**

Schlafprobleme nach dem Sport

Generell heißt es, Sport lässt gut schlafen. Aber genau das Gegenteil kann auch passieren. Schlaflose Nächte nach einem langen Lauf oder einem Wettkampf. Das Gruselige daran: Man ist wirklich müde, körperlich richtig erschöpft und trotzdem kann man nicht schlafen. Entweder klappt es nicht mit dem Einschlafen oder man wacht mitten in der Nacht auf und bleibt einfach wach. Was steckt dahinter?

Hohes Cortisol, Noradrenalin und Adrenalin

Je intensiver die Anstrengung, umso mehr bilden sich Hormone mit aufputschender Wirkung. Besonders steigen die Level von Cortisol, Noradrenalin und Adrenalin. Der Cortisolspiegel unterliegt natürlicherweise tageszeitlichen Schwankungen. Am höchsten ist er am Morgen, das hilft beim Aufwachen. Über den Tag hinweg fällt er ab und erreicht seinen Tiefpunkt in der Nacht. Sport führt zu einer vermehrten Cortisolproduktion. Trainieren Sie zu intensiv oder zu spät am Abend, gerät die natürliche Schwankung des Cortisolspiegels zu sehr aus der Balance. Schlafprobleme sind dann die logische Konsequenz. Auch Noradrenalin und Adrenalin steigen während sehr intensiven Sports an, auch sie halten wach.

Koffeinhaltige Gele oder Getränke

Besonders in Wettkämpfen oder während sehr langer Trainingseinheiten greifen viele Sportler zu Energiedrinks oder -Gelen. Viele Produkte enthalten Koffein. Das gibt den besonderen Kick, das Gefühl, wieder voller Kraft zu sein. Zu viele Gele, zu viele Drinks oder beides zu spät am Nachmittag oder Abend, kann jedoch das Schlafen während der Nacht behindern.

Dehydratation und Körpertemperatur

Nehmen Sie nicht ausreichend Flüssigkeit zu sich, kommt es zu einem Wasserdefizit, Dehydratation genannt. Das Blut wird dicker, das Herz schlägt schneller. Dehydratation kann auch zu Kopfschmerzen und Schwindel führen. Alles Faktoren, die einen vom Schlafen abhalten.

Kommt zu einer Dehydratation aufgrund der Anstrengung eine erhöhte Körpertemperatur, kann es passieren, dass man im Bett liegt und das Gefühl hat zu glühen. Gleichzeitig ist der Herzschlag bis in die Ohren spürbar. Das ist nicht gesund! So weit sollte man es erst gar nicht kommen lassen.

PRAXISTIPP

Gut schlafen trotz eines anstrengenden Trainings oder eines Wettkampfs

- Falls Sie regelmäßig nach einem Training nicht schlafen können und es nicht am Koffein liegt, trainieren Sie zu intensiv. Reduzieren Sie die Dauer und die Intensität Ihres Trainings. Wenn Sie fitter sind, können Sie die Intensität wieder steigern. Schlafen Sie danach gut, ist die Intensitätssteigerung passend.
- Duschen Sie nach dem Sport kalt. Das reduziert die Körpertemperatur und lässt Glückshormone entstehen. Sie wirken dem Cortisol entgegen.
- Verzichten Sie auf koffeinhaltige Energiedrinks oder -Gele.

TIPP **67**

Zu viel des Guten?

In den Medien tauchen immer wieder Meldungen über ehemalige Olympiateilnehmer oder andere Profisportler auf, die relativ jung sterben. Einige sind erst Anfang 50 oder 60. Da stellt man sich natürlich die Frage, ob Sport wirklich so gesund ist. Nicht nur Otto Normalverbraucher wird stutzig, Wissenschaftler ebenso. Die zuletzt Genannten gehen der Sache dann auf den Grund und schauen sich die Sterbezahlen genauer an.

Spitzensport macht nicht krank

Wissenschaftler aus Großbritannien werteten 24 Studien zu der Frage, ob Spitzensport zu frühzeitigem Tod führt, übergreifend aus. Insgesamt wurden Daten von über 165 000 Profisportlern erfasst. Leider bezogen sich die meisten Studien nur auf Männer. Wahrscheinlich verhält sich der Zusammenhang zwischen Elitesport und Gesundheit bei Frauen aber ähnlich.

Die übergreifende Auswertung zeigt ein klares Bild: Extremer Sport schadet der Gesundheit nicht. Im Gegenteil, viele ehemalige Profisportler leben länger als Menschen, die keinen Profisport betrieben haben, und sind vor allem länger gesund als der Durchschnittsbürger.

Ausdauersport ist am gesündesten

Insbesondere leben Ausdauer- und Mannschaftssportler länger als der Durchschnitt der Bevölkerung. Athleten, die Sportarten betreiben, bei denen es vor allem auf körperliche Kraft ankommt, wie beispielsweise Gewichtheben, Turnen oder American Football, erfahren hingegen geringere positive Effekte als Ausdauersportler. Gegenüber sportlich Inaktiven oder nur mäßig Aktiven leben sie jedoch länger und insbesondere länger gesünder.[63]

100-prozentige Garantien gibt es nicht

Sport reduziert das Risiko chronischer Erkrankungen. Ein Restrisiko bleibt jedoch bestehen. Somit sterben auch vereinzelt ehemalige Spitzensportler verfrüht. Über diese Fälle wird dann in den Medien berichtet. Weil sie so gar nicht in das Bild vieler passen, bewertet das Gehirn diese Meldungen als besonders wichtig. Anders geht das Gehirn mit den Nachrichten über den Tod von 90-jährigen ehemaligen Spitzensportlern um. So einer Nachricht schenkt es keine besondere Bedeutung. Das Gehirn verzerrt somit die Dateninterpretation.

Doping erhöht das Krebsrisiko

Einen Zusammenhang zwischen Spitzensport und verfrühtem Tod gibt es jedoch: Doping macht krank, besonders das Krebsrisiko steigt.[64] Leider dopen sehr viele Leistungssportler und auch unter Freizeitsportlern sind leistungssteigernde Mittel beliebt.

TIPP 68

Schmerzen ernst nehmen

Schmerzen sind immer ein Warnsignal. Schmerzen während des Laufens oder danach deuten häufig auf eine Überlastung hin. Typisch sind schmerzende Schienbeine oder Achillessehnen, Schmerzen in den Knien oder in der Hüfte. Geschätzt 99 Prozent aller Verletzungen von Läufern geht auf das Konto »zu schnell und zu viel gewollt«. Nur ungefähr 1 Prozent sind Unfälle, wie beispielsweise eine Sprunggelenksverstauchung aufgrund des Umknickens eines Fußes. Fast alle Laufverletzungen sind daher selbst gemacht. Beim Tennis, Fußball oder Turnen sieht es etwas anders aus. Hier kommt es viel häufiger zu Verletzungen aufgrund äußerer Einwirkungen.

Schmerzauslöser erkennen

Für jeden Schmerz beim Laufen gibt es einen Grund. Besonders Schmerzen in den Achillessehnen sind ein Anzeichen dafür, dass man zu schnell oder eine zu lange Strecke gelaufen ist. Muskeln, Sehnen und Bänder brauchen Zeit, um sich an eine zunehmende Belastung anzupassen.

Schmerzen entstehen aber auch, wenn man plötzlich auf einem anderen Untergrund läuft, beispielsweise auf Sandboden anstelle von Asphalt. Muskelgruppen, die sonst nicht so sehr beansprucht werden, müssen plötzlich Hochleistung vollbringen. Erfolgt der Wechsel zu schnell oder läuft man zu lange auf den ungewohnten Untergründen, sind Schmerzen oft die Folge.

Unpassende oder alte Schuhe können ebenfalls Schmerzen auslösen. Allen voran Barfußschuhe. Für das Laufen mit diesen Schuhen ist eine sehr gut ausgebildete Fußmuskulatur erforderlich. Die wenigsten haben sie. Daher sollte man sich an das Laufen mit Barfußschuhen sehr langsam herantasten. In den ersten Wochen immer nur wenige Minuten am Stück. Viele normale Laufschuhe büßen zudem nach 400 bis 800 Kilometern ihre Dämpfungseigenschaften ein. Läuft man daraufhin mit ihnen weiter lange Strecken, kann das ebenfalls zu Schmerzen führen.

Selbst die Umstellung auf das Laufen mit Einlagen kann zu Schmerzen führen. Das ist erst einmal irritierend, sollen die Einlagen doch helfen. Einlagen gleichen Fehlstellungen oder auch Beinlängenunterschiede aus. Der Körper hat sich jedoch an die Fehlstellung oder den Beinlängenunterschied gewöhnt. Werden diese plötzlich ausgeglichen, muss sich der Bewegungsapparat erst daran anpassen. Auch das braucht Zeit. Daher sollte man sich auch an Einlagen langsam gewöhnen.

Bei Schmerzen meistens langsamer machen

Treten sehr starke Schmerzen während eines Laufs auf, ist es ratsam, sofort aufzuhören und nach Hause zu gehen und nicht weiterzulaufen.

Bei den meisten Schmerzen reicht es, in den folgenden Wochen etwas weniger oder mit geringerer Intensität zu trainieren. Das frühzeitige Zurückschrauben lohnt sich. Wer zu lange Schmerzen ignoriert, überlastet den Körper weiter. Das muss oft mit langen Verletzungspausen bezahlt werden.

Bei Anpassungsschmerzen weiterlaufen

Es gibt auch Schmerzen, mit denen man durchaus weiterlaufen kann. Hierbei handelt es sich vor allem um Schmerzen, die zu Beginn eines Laufs oder währenddessen auftreten, aber nach wenigen Minuten wieder verschwinden. Diese Schmerzen nehmen besonders gut ab, wenn man bewusst locker läuft.

Laufanfänger erfahren häufig Schmerzen, deren Grund keine Überanstrengung ist, sondern schlichtweg eine Anpassung. Es ist jedoch nicht einfach, einen Überlastungsschmerz von einem Anpassungsschmerz zu unterscheiden. Hier heißt es ausprobieren: Verschwinden die Schmerzen, wenn man langsam und locker weiterläuft, ist es ein Anpassungsschmerz. Selbst wenn die Schmerzen erst nach mehreren weiteren lockeren Läufen verschwinden, handelt es sich um Anpassungsschmerzen.

TIPP 69

Überlastungen frühzeitig erkennen

Beginnt man mit dem Laufen, ist die Gefahr groß, zu schnell zu viel zu wollen. Gleiches gilt für Läufer, die sich neue Ziele setzen, wie beispielsweise den ersten Halbmarathon. Aber auch in anderen Sportarten oder im Fitnessstudio übertreiben es einige. Daher ist es gut, die Warnzeichen einer Überlastung zu kennen. Schmerzen ist eines der eindeutigsten Signale. Es gibt weitere.

Keine Lust aufs Laufen oder das Fitnessstudio

Lust ist eine verzwickte Sache. Sich von Lust leiten zu lassen, führt meist nicht weit. Fehlende Lust kann aber trotzdem ein Warnsignal sein. Dies gilt jedoch eher für sportlich Aktive als für Sportanfänger. Anfänger haben oft keine Lust, weil der Sport noch nicht zur Routine geworden ist. Wer jedoch regelmäßig und mit Freude Sport treibt und wem es dann plötzlich immer mehr Überwindung kostet, laufen zu gehen oder beim Handballtraining teilzunehmen, sollte sich fragen, woran es liegt. Besonders wenn man einige Wochen oder Monate zuvor die Sportintensität gesteigert hat, kann eine Überlastung vorliegen. Der Körper reagiert und sagt »Nein« zu noch mehr Sport. Überlastungen kommen nicht nur vom Sport, auch Beruf, Familie oder andere Projekte kosten Kraft. In stressigen Phasen kann die körperliche Leistungsfähigkeit sinken. Das normale Sportpensum wird plötzlich zu viel. Auch das kann sich in Lustlosigkeit zeigen.

Häufige Infekte

Zu häufiger und zu anstrengender Sport schwächen das Immunsystem, besonders wenn man nicht auf eine gute Nährstoffversorgung achtet. Wer mehrmals pro Jahr krank ist, besonders nach intensiven Trainingseinheiten oder nach Wettkämpfen, sollte eine Überlastung in Betracht ziehen und eventuell etwas weniger Sport treiben.

Innere Unruhe, Nervosität und lang anhaltender Muskelkater

Einfach nicht mehr zur Ruhe zu kommen, Nervosität und Schlafstörungen sind weitere Anzeichen einer Überlastung. Vor allem wenn zudem Blutdruck und Puls erhöht sind. Liegt der Ruhepuls vier bis sechs Schläge höher als sonst, war wahrscheinlich die Regenerationszeit zu kurz.

Lang anhaltender Muskelkater ist ebenfalls ein Indiz für zu intensives Training. Muskelkater an sich ist nicht schlimm. Hält er aber länger als zwei Tage an, war das Training zu intensiv. Oder die Pause zwischen zwei Trainingseinheiten war zu kurz.

Nicht das Training, die fehlenden Pausen sind das Problem

Überlastung tritt meist auf, wenn sich Sportler nicht ausreichend Regenerationszeiten gönnen. Der Körper braucht die Zeit, um sich anpassen zu können. Hobbysportler sollten nach längeren und intensiveren Trainingseinheiten zwischen 24 und 72 Stunden Pause einlegen. An mindestens einem Tag der Woche sollte man gar keinen Sport treiben. Moderne Fitnessuhren zeigen einem meist die optimale Regenerationszeit an. Halten Sie sich daran.

Einen Gang runterschalten, aber nicht ganz aufhören

Erkennt man die Überlastung frühzeitig, sollte man ungefähr zwei Wochen lang weniger Sport treiben. Wenn möglich, sollte man aber nicht ganz aufhören. Es ist besser, stattdessen längere Pausen zwischen dem Sport einzulegen. Außerdem kann man beim Laufen die Kilometerzahlen und die Laufgeschwindigkeit mindern.[65]

Das Ausüben alternativer Sportarten bietet sich ebenfalls an. Anstatt laufen zu gehen, kann man Fahrrad fahren oder schwimmen. Anstatt zum Tennistraining zu gehen, können Sie inlineskaten, wandern oder vieles mehr.

TIPP 70

Typischen Laufverletzungen vorbeugen oder sie heilen

Fast alle Laufverletzungen haben ein und denselben Grund: Betroffene wollen immer weiter und schneller laufen und ignorieren dabei Schmerzen. Irgendwann sind die Schmerzen so stark, dass man eine Zwangspause einlegen muss. Auch bei anderen Sportarten oder beim Sporttreiben mit Fitness-Apps oder im Fitnessstudio ist Überlastung eine der häufigsten Verletzungsarten. Daher sollte man erste Schmerzen ernst nehmen. Oft kann man den Verletzungen auch vorbeugen, indem man bewusst die Muskulatur aufbaut oder bestimmte Muskeln dehnt. Beispielsweise können Schmerzen im Knöchel ein Zeichen von zu schwacher Unterschenkel- und Fußmuskulatur sein. Das typische Läuferknie hat seinen Ursprung manchmal in einer zu schwachen Muskulatur des Gesäßes.

Hilfe beim Physiotherapeuten

Oft weiß man nicht, was der Grund der Schmerzen ist. Dann lohnt sich ein Besuch beim Physiotherapeuten, besonders wenn sie oder er auf die Behandlung von Sportlern spezialisiert ist. Sie wissen oft sehr schnell, wodurch der Schmerz entsteht und leiten Übungen zur Kräftigung oder zur Dehnung der betroffenen Stellen an.

Die häufigsten Probleme beim Laufen

Unter Achillessehnenbeschwerden, Schmerzen in Knien, Fersen oder Schienbeinen leiden viele Läufer. Es betrifft Laufanfänger, aber auch alte Hasen. All diese Beschwerden tauchen nicht von heute auf morgen auf, sondern bauen sich über Wochen und Monate auf. Bei den ersten Anzeichen sollte man daher bereits gegensteuern.

- **Achillessehnenprobleme:** Die Schmerzen treten beim Laufen zunächst nur während der ersten Minuten auf. Trainiert man unbeirrt weiter, kann man nach einiger Zeit nicht mehr schmerzfrei laufen. Es kann sogar zum Dauerschmerz kommen.
  Oft führt eine zu schnelle Trainingssteigerung zu den Problemen. Aber auch falsche Schuhe, Fußfehlstellungen, schlecht sitzende Laufschuhe oder Schuhe mit zu hoher Fersenkappe können zu den Problemen führen. Zudem kann sowohl eine zu schwache wie auch zu starke Dämpfung Achillessehnenprobleme auslösen. Selbst die Wadenmuskulatur spielt eine Rolle. Ist sie zu schwach oder zu schlecht gedehnt, kann das ebenfalls Probleme bereiten.
  Achillessehnenproblemen kann man vorbeugen, indem man sich an individuell erstellte Trainingspläne hält. Außerdem sollte man die Wadenmuskulatur mit zusätzlichem Krafttraining stärken und regelmäßig dehnen. Zudem ist darauf zu achten, dass die Laufschuhe gut passen.
  Hat man bereits Probleme, sollte man je nach Stärke der Schmerzen das Laufpensum reduzieren oder eine Laufpause einlegen. Eine Massage der Waden entspannt die Muskulatur. Auch das Ausrollen der Waden mit einer Faszienrolle ist sehr effektiv. Durch die Entspannung lässt der Zug auf die Sehne nach, die Schmerzen verschwinden. Regelmäßige Dehnübungen wirken sowohl heilend als auch präventiv.

- **Knieschmerzen – Läuferknie und ITBS:** Die beiden verschiedenen Arten von Knieschmerzen sind wohl die häufigsten Beschwerden bei Läufern, selbst bei Laufanfängern. Meistens treten die Schmerzen auf, wenn der Trainingsumfang zu schnell gesteigert wurde oder wenn bestimmte Muskelgruppen zu schwach oder zu wenig gedehnt sind.
  Bei einem Läuferknie schmerzt die Innen- und Außenseite des Knies im Bereich der Kniescheibe. Ein gereiztes Knorpelgewebe ist der Grund für den Schmerz. Die Reizung entsteht oft aufgrund von muskulären Dysbalancen. Die Muskulatur der Vorderseite des Ober-

schenkels ist zu wenig gedehnt und die der Rückseite zu schwach. Es kommt zu einer schlechten Knie- und Hüftstreckung. Auf Dauer macht da der Knorpel nicht mit. Aber auch das Abknicken des Fußes nach innen (Überpronation) aufgrund einer schlechten Fußmuskulatur kann zur Entstehung des Läuferknies beitragen.
Sowohl zur Vorbeugung als auch zur Behandlung bieten sich gezielte Kraft- und Dehnübungen an. Man findet sie im Internet, ein Physiotherapeut wird sie sehr genau erklären können. Falls das Fußgelenk stark nach innen abknickt, sollte zudem die Fußmuskulatur mit speziellen Übungen trainiert werden. Aber auch sehr kurze Läufe ganz ohne Schuhe auf weichem Untergrund wie einem Rasen oder einer Finnbahn helfen beim Aufbau der Muskulatur.
Der Grund für ITBS (Iliotibiales Bandsyndrom) liegt woanders. Natürlicherweise reibt das Iliotibialband beim Laufen an der äußeren Gelenkwölbung. Bei einer zu schnellen Trainingssteigerung kommt es zur Reizung der Knochenhaut und des Schleimbeutels. Das Gelenk wird druckempfindlich. Die Reibung ist besonders stark, wenn die Hüfte bei der Laufbewegung zu sehr absinkt. Daher hilft auch hier ein gezieltes Training der Hüft- und Gesäßmuskulatur. Außerdem sollte der Trainingsumfang nur langsam gesteigert werden, damit das Band und das Gelenk Zeit haben, sich an die zunehmende Belastung anzupassen.

- **Schmerzen in den Schienbeinen:** Besonders Laufanfänger leiden häufig unter Schmerzen in den Schienbeinen. Die Ursachen sind mikroskopisch kleine Risse in der Muskulatur oder eine Reizung der Knochenhaut. Auch hier ist der Grund oft eine zu schnelle Steigerung des Laufumfangs. Aber auch zu kleine Schuhe und harte Untergründe führen oft zu dem Problem. Laufschuhe sollten normalerweise eine halbe bis zwei Schuhgrößen größer als normale Schuhe sein.

TIPP 71

Vorsicht Schmerzmittel

Schmerzmittel sind schon verlockend. Das Knie oder der Fuß tut weh. Macht nichts, Pille genommen und weiter trainieren. Besonders während Wettkämpfen sind Schmerzmittel bei vielen Ausdauersportlern beliebt. Ihre Einnahme birgt aber ernsthafte Gefahren.

Magen-Darm-Probleme und Krankenhausaufenthalte beim Marathon

Im Jahr 2010 wurden alle 7048 Teilnehmer des Marathons in Bonn aufgefordert, einen Online-Fragebogen zur Verwendung von Schmerzmitteln auszufüllen. 3913 Läufer kamen der Anfrage nach. Es zeigte sich, dass jene, die Schmerzmittel eingenommen hatten, im Durchschnitt keine besseren Leistungen erbrachten als jene, die ohne Schmerzmittel die Strecke absolvierten.

Wer Schmerzmittel eingenommen hatte, hatte jedoch fünfmal häufiger mit Magen-Darm-Problemen während des Marathons zu kämpfen, im Vergleich zu jenen, die keine Pille eingenommen hatten. Hier war vor allem auch die Menge entscheidend. Je höher die Dosis, umso eher traten Magen-Darm-Probleme auf.

Neun der 3913 Studienteilnehmer wurden nach dem Marathon im Krankenhaus behandelt. Drei litten an akuter Nierenschädigung. Sie alle hatten zuvor Ibuprofen eingenommen. Mit inneren Blutungen begaben sich vier Teilnehmer in stationäre Behandlung, sie hatten ihre Schmerzen mit Aspirin gelindert. Zwei weitere hatten einen Herzinfarkt, auch sie hatten Aspirin verwendet. Von den Läufern, die keine Schmerzmittel eingenommen hatten, ist niemand ins Krankenhaus gekommen.[66]

Schmerzen weg – Leaky Gut da

Sport, insbesondere Ausdauersport, führt zu einem kurzzeitigen Leaky Gut. Stoffe aus dem Darm dringen vermehrt in den Körper ein. Passiert das nur während des Trainings, macht das nichts. Das Gegenteil ist sogar der Fall – nach der körperlichen Anstrengung ist der Darm dichter als zuvor.

Anders ist es, wenn Schmerzmittel eingenommen werden. Sie erhöhen die Durchlässigkeit des Darms. Auch nach dem Training bleibt der Darm undicht. Zu spüren ist das manchmal in Form von Blähungen und Krämpfen im Magen-Darm-Bereich. Oft macht sich ein Leaky Gut aber nicht direkt bemerkbar. Problematisch ist er dennoch. Er führt zu chronischen Entzündungsreaktionen, schwächt somit das Immunsystem und macht alt.[67]

Aspirin erhöht das Risiko innerer Blutungen. Leider spürt man diese leichten Blutungen nicht direkt. Sie sind aber durchaus ernst zu nehmen. Betroffene Sportler können dadurch kontinuierlich Blut verlieren. Eisenmangel ist dann nur eine Frage der Zeit.

Schmerzmittel machen Trainingseffekt obsolet

Entzündungshemmende Schmerzmittel wie Ibuprofen oder Paracetamol reduzieren unter anderem die Aktivität des Enzyms Cyclooxygenase, kurz COX. Entzündungen nehmen dadurch ab. Bei sehr hohem Fieber ist das eine wunderbare Sache. Nach einem intensiven Training aber nicht. Training bedeutet häufig minimale Verletzungen, die zu geringfügigen, kurz anhaltenden Entzündungsreaktionen führen. Der Körper repariert alles. Damit der Reparaturmechanismus anspringt, sind die Entzündungsreaktionen notwendig. Werden sie aber durch Schmerzmittel unterdrückt, wird weniger repariert. Das Training ist dann für die Katz.[68]

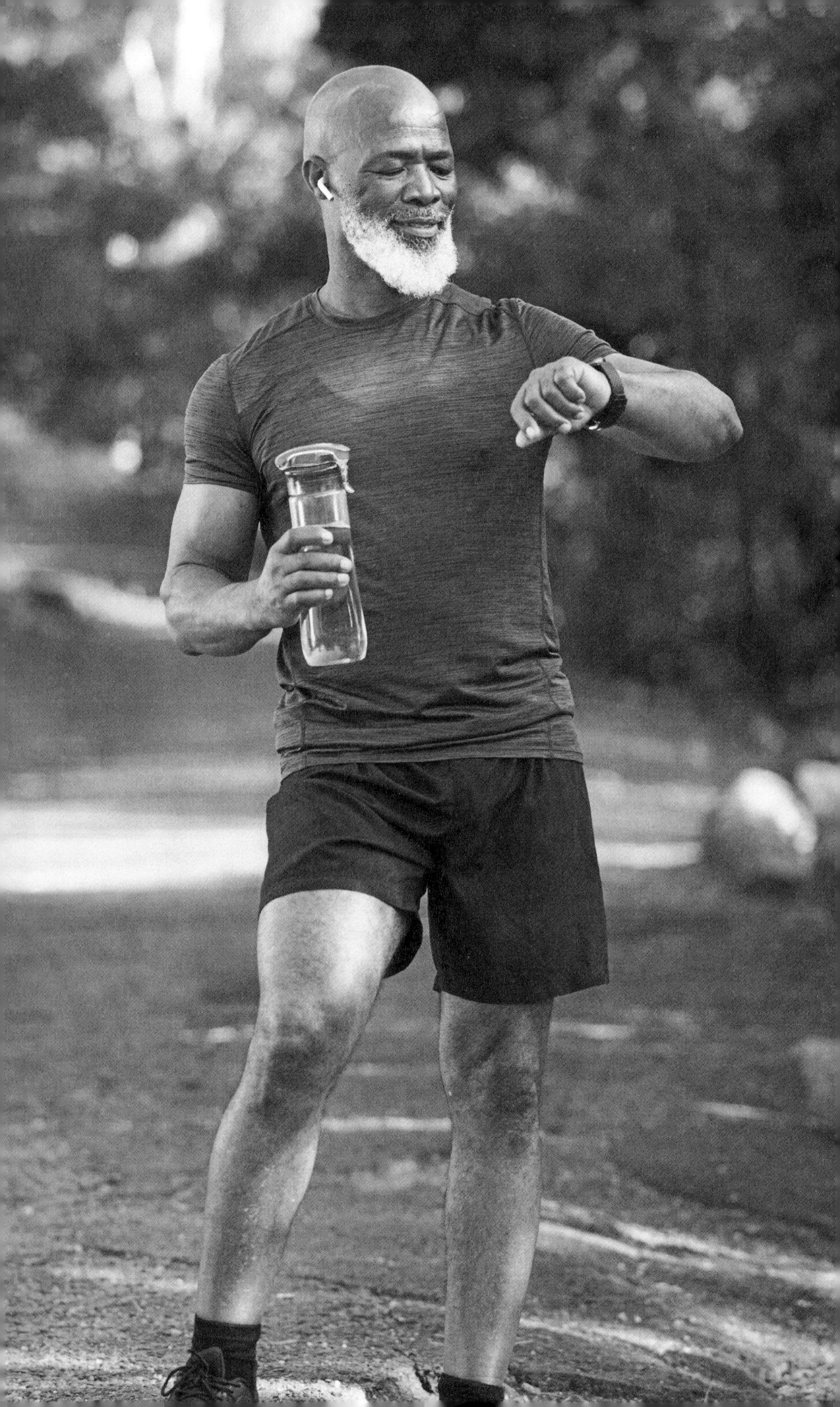

Digitalisierung sinnvoll nutzen

Fitnessuhren, Work-out-Apps, Körperfettwagen. Digitale Angebote zur Förderung der Kraft und Ausdauer gibt es unendlich viele. Einige sind hilfreich, andere sollte man mit Vorsicht genießen.

TIPP 72

Fitnessuhren richtig einsetzen

Fitnessuhren sind in. Vielen Menschen liegt etwas an ihrer körperlichen Leistungsfähigkeit. Die Uhren wirken häufig motivierend und ermöglichen eine bessere Trainingsplanung. Dabei gibt es unterschiedliche Arten von Fitnessuhren. Außerdem ist es gut zu wissen, was die Uhren können und was nicht.

Verschiedene Arten von Fitnessuhren

Gängig sind Fitnesstracker, GPS-Sportuhren und Smartwatches. Fitnesstracker sind die günstigsten. Sie messen vor allem Schritte und Herzfrequenz. Man kann sie auch für die Kontrolle des Pulses und die Bestimmung der Streckenlänge beim Lauftraining verwenden. Möchte man allerdings weitere Funktionen, wie beispielsweise die Pace bzw. die Laufgeschwindigkeit, benötigt man eine GPS-Sportuhr.

Sportuhren, die GPS-Signale zur Standortbestimmung erhalten können, sind ideal für alle Ausdauersportler. Während des Sports kann man die zurückgelegte Distanz, die Geschwindigkeit, die benötigte Zeit und den Puls kontrollieren. Es gibt spezielle Settings für Intervalltraining und vieles mehr. Zudem können einige Uhren die VO_2max errechnen. Viele Uhren eignen sich zudem auch zum Radfahren, Wandern oder Schwimmen. Einige habe sogar Funktionen zum Aufzeichnen von Krafttraining oder Yoga.

Die meisten dieser Uhren werden mit einer App auf dem Smartphone kombiniert. In der App werden detaillierte Angaben zu einem Lauf wie beispielsweise dem Verlauf des Pulses und der Geschwindigkeit gemacht. In der App können die Nutzer sehen, ob der Trainingsumfang zum Erhalt der Fitness oder zur Steigerung beiträgt oder eventuell die Fitness verloren geht. Viele Uhren bestimmen nach einer

Trainingseinheit die benötigte Zeit zur Regeneration. Das ist sehr hilfreich.

Einige Uhren messen zudem den Stresslevel, zeichnen die Schlafqualität und -länge auf, ermitteln die Atemzüge pro Minute und einiges mehr.

Viele Smartwatches können noch mehr. Auf ihnen kann man Textnachrichten und E-Mails lesen. Telefonieren kann man mit ihnen ebenso.

Trainingspläne auf Sportuhren laden

Im Internet gibt es Anbieter, die individuelle Trainingspläne fürs Laufen erstellen. Natürlich sitzt da keine Person und überlegt sie sich. Länge und Geschwindigkeit der verschiedenen Laufeinheiten oder die Intensität eines Intervalltrainings werden errechnet. Hinter den Rechnungen stehen jahrelange Erfahrungen oft erfolgreicher Lauftrainer oder aktiver Läufer. Des Weiteren muss der User einer solchen App einen Testlauf absolvieren. Dabei soll er nah an seiner Leistungsgrenze laufen. Zurückgelegte Distanz und benötigte Zeit werden in die App eingetragen und schon erstellt sie einen individuellen Trainingsplan. Das garantiert einen guten Trainingserfolg und beugt dem Übertrainieren vor.

Besonders interessant sind solche Apps in Kombination mit Sportuhren. Man kann Uhr und App miteinander verknüpfen. Jedes Training lässt sich dadurch ganz leicht entsprechend dem Trainingsplan absolvieren. Der Lauf beginnt und die Uhr zeigt, ob das Lauftempo mit dem empfohlenen Tempo aus dem Trainingsplan übereinstimmt. Ist man zu schnell oder zu langsam, piepst die Uhr. Außerdem wird das ideale Tempo auch auf dem Display angezeigt. Zudem steht auf der Uhr wie lange der Lauf dauern soll. Intervalltrainings gestalten sich besonders leicht. Auf dem Display ist die Dauer des Einlaufens angezeigt. Nachdem man es absolviert hat, geht es los. Die Uhr zeigt an, ob das Tempo für die schnellen Intervalle stimmt. Zum Ende eines jeden Intervalls und jeder Trabpause gibt sie ein akustisches Signal. Einfacher kann man ein Intervalltraining nicht absolvieren.

Einige Daten mit Vorsicht betrachten

Die Schrittzählfunktion vieler Uhren funktioniert nicht genau. Woran das liegt, erfahren Sie im nächsten Tipp. Die Ungenauigkeit macht allerdings nichts. Wichtig ist, sich durch die Schrittzählung zu möglichst viel Bewegung täglich motivieren zu lassen.

Auch die Pulsmessung ist nicht exakt. Besonders nicht, wenn der Puls mit einem Lichtstrahl am Handgelenk gemessen wird. Besser sind Brustgurte bei der Messung. Angenehmer zu tragen sind eindeutig die Uhren. Aber auch die etwas ungenaue Messung des Pulses kann helfen, das Training im ungefähr richtigen Pulsbereich zu gestalten.

Die Pulsmessung mit einer Sportuhr erreicht niemals die Genauigkeit eines EKGs beim Arzt!

Sich von der Technik nicht verrückt machen lassen

Neigen Menschen zu Angst, können Sportuhren auch einen negativen Effekt haben. Es kann passieren, dass sie ständig das Gefühl haben, nicht ausreichend Sport zu treiben. In so einem Fall sollte man lieber auf eine Sportuhr verzichten.

Generell ist es wichtig, das Gefühl für den Körper nicht zu verlieren. Wer ein gutes Körpergefühl besitzt, weiß viel besser als eine Uhr, wie viel Sport er treiben sollte.

TIPP 73

Was ist dran an den 10 000 Schritten?

Jede Smartwatch, jeder Fitnesstracker und jede GPS-Uhr zählt Schritte. 10 000 soll das tägliche Ziel sein, heißt es. Das sind etwa acht Kilometer. Die müssen nicht am Stück zurückgelegt werden, auch die Wege zur Teeküche, zur Toilette oder durch den Supermarkt werden gezählt. Für viele wirkt der tägliche Blick auf die Schrittzahl motivierend.

Allerdings basieren die 10 000 Schritte auf keinerlei wissenschaftlichen Studien. Eine japanische Firma brachte 1964 den ersten transportablen Schrittzähler auf den Markt. Es hieß Manpokei. Das Unternehmen bewarb den Schrittzähler, indem es behauptete, dass 10 000 Schritte am Tag gesund seien.

Messungen mit Uhren und Smartphones oft nicht korrekt

Dank eines Bewegungssensors können Smartwatches, GPS-Uhren und Fitnesstracker Schritte erfassen. Der Sensor misst jedoch die Armbewegungen, da die Uhr am Arm getragen wird, und nicht die Beinbewegungen. Natürlicherweise bewegt man zwar die Arme, wenn man geht, aber es gibt auch Armbewegungen, die nicht mit Schritten korrelieren. Staubsaugen ist ein Beispiel, aber auch bei vielen handwerklichen Tätigkeiten sind die Arme sehr aktiv. Die Messungen werden dadurch verfälscht.

Die meisten Smartphones enthalten ebenfalls einen Bewegungssensor. Mithilfe einer heruntergeladenen App können die Schritte gezählt werden. Ganz korrekt ist die Messung aber auch nicht. Die besten Messungen erhält man, wenn man das Smartphone in der Hosentasche mit sich trägt. Nur, wer macht das schon?

Das Zählen der Schritte ist trotzdem sinnvoll. Auch wenn die Messungen nicht ganz korrekt sind, so geben sie doch einen groben Einblick in die tägliche Aktivität.

Mehr als 10 000 Schritte sind noch besser

10 000 Schritte kommen vielen Sitz-Menschen zu viel vor. Bei normalem, behäbigem Gehtempo braucht man ungefähr zwei Stunden für 10 000 Schritte. Einige Wissenschaftler hinterfragten die magische Schrittmenge von 10 000 und kamen zu dem Ergebnis, dass 7500 Schritte am Tag auch schon reichen.

Eine Studie von 2004 kommt zu einem ganz anderen Ergebnis: 15 000 bis 18 000 Schritte sind noch viel besser. Untersucht wurden Amische, eine Religionsgemeinschaft mit sehr traditionellem und strengem Lebensstil. Amische leben in verschiedenen Teilen der USA. Viele betreiben Landwirtschaft, dabei sind technische Geräte oder Traktoren verboten. Männer legen pro Tag ca. 18 000 Schritte zurück, Frauen 15 000. Amische sind im Vergleich zu anderen US-Amerikanern sehr gesund. Das liegt freilich nicht nur an der erhöhten täglichen Schrittzahl, sondern u. a. auch am strikten Alkoholverbot.[69]

Wie viele Schritte sollen es denn nun sein?

Es kommt immer auf Ihr Ziel an. Wenn Sie normal alt werden wollen, inklusive altersbedingter Krankheiten, reichen 7500 Schritte bestimmt.

Wollen Sie sehr lange und gesund leben, ist eine möglichst hohe VO_2max sinnvoll. Zur Steigerung der VO_2max reichen 10 000 Schritte bei vielen nicht aus. Dafür muss man ein richtiges Ausdauertraining absolvieren.

TIPP **74**

Sport zu Hause mit Work-out-Apps und -Videos

Es gibt unzählige Apps und Videos für ein Work-out zu Hause. Viele dienen dem Kraftaufbau, es gibt aber auch etliche mit Dehnübungen, Yoga oder Pilates. Generell ist das eine wunderbare Sache. Ohne zu einem Fitnessstudio oder zur Turnhalle fahren zu müssen, ohne große Kosten und zu jeder Tages- und Nachtzeit kann man gezielt Sport treiben.

Vorteile und Nachteile von Fitness-Apps

Viele Fitness-Apps sind nach dem gleichen Muster aufgebaut. Oft leiten durchtrainierte Frauen oder Männer die Übungen an. Der Nutzer soll sie eine gewisse Zeit lang nachmachen oder eine bestimmte Anzahl an Wiederholungen erreichen. Jedes Work-out besteht aus einer Abfolge unterschiedlichen Übungen. Oft kann man Work-outs mit verschiedenen Schwerpunkten wählen, wie beispielsweise ein Bauchmuskeltraining. Oder die Work-outs variieren automatisch von Trainingseinheit zu Trainingseinheit. Das bringt Abwechslung, das macht vielen Spaß. Außerdem steigt die Intensität des Trainings mit zunehmender Nutzungsdauer.

In einigen Apps gibt es zudem eine Anleitung zur richtigen Ausführung der Übungen. Das ist wichtig, denn falsche Bewegungsabläufe können zu Verspannungen und Schmerzen führen.

Nur wenige Apps ermitteln den tatsächlichen Fitnesszustand des Anwenders. Bei vielen Apps gibt es zwar verschiedene Schwierigkeitslevel, aber das reicht meist nicht, um einen Trainingsplan zu erhalten, der nicht zu intensiv oder zu einfach ist.

Pausiert man, sollte die App den Trainingsumfang reduzieren. Macht sie das nicht, sollte der User die Trainingsintensität von sich aus verringern. Nach zwei oder drei Wochen Pause ist es unmöglich, mit gleicher Intensität direkt wieder einzusteigen. Das ist vielen Nutzern nicht bewusst.

Zudem sollte man einer App nicht trauen, die Sportanfängern sofort ein tägliches intensives Training »verpasst«. Wer jahrelang keinen oder nur wenig Sport getrieben hat, fängt besser langsam an.

Videos im Internet zum Mitmachen

Man findet unzählige Videos mit Sportanleitungen zum Mitmachen auf verschiedenen Social-Media- oder Videoplattformen. Auch hier liegt der Vorteil darin, dass man zu jeder beliebigen Zeit schnell zu Hause oder auf einer Reise Sport treiben kann. Viele Videos sind zudem kostenlos.

Für einige ist es sehr hilfreich, wenn eine App das Sportprogramm vorgibt. Nur so sind sie motiviert dranzubleiben. Andere fühlen sich von strikten Trainingsplänen jedoch in die Enge getrieben. Für sie sind Videos mit verschiedenen Trainingsarten ideal. Man kann immer mal etwas anderes probieren, man muss keine Punkte sammeln, wie es bei einigen Apps üblich ist, und man muss sich auch nicht in einer bestimmten Zeit in einem festgelegten Maß verbessern.

Zudem gibt es viele Videos, in denen die korrekte Ausführung für beispielsweise Kniebeuge, Liegestütz oder einbeinige Kniebeuge erklärt wird. Das ist sehr wichtig, denn beim Training allein zu Hause fehlt die Trainerin oder der Personal Coach, um auf fehlerhafte Bewegungsausführungen aufmerksam zu machen.

Für Sportanfänger sind Fitnessstudios oder Sportvereine oft besser

Im Fitnessstudio oder bei Angeboten von Sportvereinen achten Trainer auf die richtige Durchführung der Übungen. Das ist besonders für Sportanfänger sehr wichtig. Mit falschen oder zu schnellen Kniebeugen kann man sich beispielsweise ernsthafte Rückenschmerzen zuziehen. Bevor man Übungen dieser Art zu Hause allein durchführt, sollte man sie daher richtig erlernen. Apps und Videos können das nicht leisten.

TIPP **75**

Lauf- und Radfahrstrecken finden

Viele, die gerade erst mit dem Laufen beginnen, fragen sich, wo sie denn laufen sollen. Beim Radfahren ist es ähnlich. Man läuft um mehrere bekannte Häuserblöcke oder im nächsten Park. Oft sind die Strecken nicht schön und zudem recht kurz. Für den Anfang ist das okay, aber wenn man zum Läufer wird, braucht man etwas anderes.

Auf Strecken anderer zurückgreifen

Je erfahrener Läufer, Radfahrer und Wanderer sind, umso schneller finden sie gute Strecken. Davon kann heutzutage jeder profitieren. Denn viele tracken ihre Läufe oder ihr Radtraining oder nutzen dabei bestimmte Apps. Diese Daten werden gesammelt und dann im Internet zur Verfügung gestellt. Ein jeder kann auf sie zugreifen und die beliebten Strecken nachlaufen bzw. -fahren.

Selbst im Urlaub oder auf Geschäftsreise gute Strecken finden

Zu Hause kennt man nach einiger Zeit die guten Strecken. Anders ist es in unbekannten Gegenden, im Urlaub oder auf Geschäftsreisen. Heute alles kein Problem mehr. Im Internet kann man weltweit nach Lauf-, Wander- und Fahrradrouten suchen. Egal ob in Nürnberg, San Francisco, Edinburgh oder sogar Dubai. Ein Klick und schon weiß man, wo die Einheimischen laufen oder Fahrrad fahren.

Streckendaten auf Sport-Gadgets übertragen

Es gibt sogar die Möglichkeit, ausgewählte Strecken direkt auf Fitnessuhren oder Fahrrad-Navis zu übertragen. Nicht jedes Gerät ist dazu geeignet. Wer daran Interesse hat, sollte sich vor dem Kauf eines Sport-Gadgets informieren, ob die Funktion zur Verfügung steht.

TIPP 76

Lassen Sie Ihre Körperzusammensetzung messen

Wer fit sein möchte, sollte keine zusätzlichen Kilos mit sich herumtragen. Zu viel Fett erhöht zudem das Entstehungsrisiko vieler chronischer Erkrankungen. Zu wenig Fett ist aber auch nicht gut und kann zu einem Leistungsabfall führen. Zu wenig Fett bei Frauen macht unfruchtbar.

Das Wiegen des Körpergewichts oder die Errechnung des Body-Mass-Index (BMI) geben keinen Hinweis auf den Körperfettanteil. Fett ist viel leichter als Muskelmasse. Fettgewebe hat einen geringeren Wasseranteil (5–10 %) im Vergleich zu Muskelgewebe (80 %). Wasser ist schwer, daher sind auch Muskeln schwer. Muskeln sind gesund, Fett ist es nicht. Dieser Unterschied spiegelt sich weder beim Körpergewicht noch beim BMI wider. Daher ist die Messung der Körperzusammensetzung, besonders des Fettanteils und der Muskelmasse, viel wichtiger als das Körpergewicht oder der BMI.

Alle Waagen und Messgeräte rechnen nur

Egal ob Körperfettwaage zu Hause oder schick aussehende Geräte zur umfangreichen Analyse der Körperzusammensetzung im Fitnessstudio, sie alle funktionieren nach dem gleichen Prinzip. Nicht wahrnehmbarer elektrischer Strom wird durch den Körper geleitet und die Leitfähigkeit ermittelt. Da Muskeln mehr Wasser enthalten als Fett, passiert der elektrische Strom Muskeln schneller. Der elektrische Strom kann aber nicht die genaue Fett- und Muskelmasse ermitteln. Das übernehmen Rechenformeln.

Aufwendige Geräte, wie sie in Fitnessstudios und Rehasport-Einrichtungen gängig sind, liefern dabei viel bessere Ergebnisse als Körperfettwaagen für den Hausgebrauch. Eine Messung mit so einem Gerät ist sehr empfehlenswert. Viele Fitnessstudios oder Reha-Sporteinrichtungen bieten Messungen gegen Bezahlung an. Man muss kein Mitglied dafür sein. Für Mitglieder sind regelmäßige Messungen meist im Angebot inbegriffen.

Körperfettwaagen, bei denen nur an zwei Kontaktstellen, nämlich an den Füßen, der elektrische Strom in den Körper eintritt, sind nicht zu empfehlen. Der Strom sucht sich den Weg des geringsten Widerstandes und fließt häufig über die Hüfte durch das andere Bein zurück. Körperfett oberhalb der Hüften wird dadurch gar nicht gemessen. Man könnte sie auch Beinfettwaagen nennen.

Hautfaltenmessungen sind genauer und komplizierter

Fett kann man auch direkt messen, von außen, an den Fettpolstern am Bauch, den Armen und Beinen. Gemessen werden sie mit sogenannten Caliper-Zangen. Die Anschaffung solcher Messzangen ist gar nicht teuer, aber man muss sehr genau wissen, an welchen Hautfalten man sie wie ansetzen muss. Wenn man sich mit der Messmethode gut auskennt, liefert sie sehr genaue Ergebnisse. Kennt man sich nicht aus, kann man stark danebenliegen.

SELBST-CHECK

Wie gut ist meine Körperzusammensetzung?

	Frauen	Männer		
Wasser	55–65 %	55–65 %	j	n
Muskelprotein	14–17 %	16–19 %	j	n
Fettmasse	15–20 %	10–15 %	j	n

Je häufiger Sie mit Ja geantwortet haben, umso besser ist Ihre Körperzusammensetzung.

TIPP 77

Sport ganz ohne Messung

Fitnessuhren sind genial. Sie zeigen, wie weit man gelaufen ist, wie schnell man war, ob man sich verbessert hat und vieles mehr. Einige zeigen sogar die VO_2max und das Fitnessalter an. Natürlich messen sie auch den Puls. All diese Funktionen kann man für sich nutzen. Man kann sich von ihnen aber auch terrorisieren lassen.

Auf den Puls pfeifen

Besonders am Anfang ist es sinnvoll, nicht in einem zu hohen Pulsbereich zu laufen. Der Blick auf die Sportuhr ist daher ein Segen. Auch andere Sportarten sollte man nicht mit einem zu hohen Puls durchführen. Selbst für geübte Läufer kann der Blick auf die Pulsanzeige sinnvoll sein, insbesondere wenn die Grundlagenausdauer verbessert werden soll.

Manchmal ist es aber sinnvoll, den Puls zu ignorieren. Nimmt man beispielsweise das erste Mal an einem Volkslauf oder Halbmarathon teil, kann das ziemlich aufregend sein. Der Puls steigt allein schon deshalb. Der Puls ist auch nach einer zu kurzen Nacht oder bei zu viel Stress im Beruf erhöht. Das muss aber nicht unbedingt heißen, dass man langsamer laufen soll. Gerade wenn einem der Kopf überquillt, kann es sehr guttun, in hohem Tempo mit sehr hohem Puls unterwegs zu sein.

Ebenso ist es sinnvoll, an anderen Tagen extra langsam zu machen. Frauen, die beispielsweise eine starke Menstruation haben, sollten an diesen Tagen nicht auf die Uhr, sondern vielmehr auf ihren Körper hören. Wie viel Anstrengung fühlt sich gut an, was ist zu viel?

Daher sollte man immer wieder ganz ohne Fitnessuhr laufen oder die Uhr während des Sports nicht beachten.

Das passende Tempo ist ein Gefühl

Viele ambitionierte Freizeitläufer errechnen die ideale Pace, die Laufgeschwindigkeit, um ihren nächsten Wettkampflauf in ihrer Wunschzeit zurückzulegen. Während des Trainings haben sie die Pace die ganze Zeit im Blick. Oft werden die Daten der Uhren als wichtiger eingestuft als die Körperempfindungen. So ein Vorgehen kann schnell zu einem Übertraining führen. Das ist nicht gut. Man sollte daher immer auch spüren können, welches Tempo für den Körper gut ist. Das heißt nicht, dass man nur langsam durch die Gegend traben soll, ganz und gar nicht. Das heißt, dass man spürt, wie viel Anstrengung zu jedem Zeitpunkt richtig ist.

Formaufbau nach eigenem Gefühl

Beim Formaufbau beim Laufen geht es darum, immer längere Strecken immer schneller laufen zu können. Das kann man auch teilweise nach Gefühl trainieren. Während eines Laufs läuft man kürzere Strecken schneller als gewöhnlich. Man fühlt, wie lange man das erhöhte Tempo durchhält. Auch kann man in einem Tempo, welches man als angenehm empfindet, einfach immer längere Strecken zurücklegen. Man muss nicht genau wissen, ob es nun 500 Meter oder sogar 2 Kilometer mehr als gewöhnlich waren. Man spürt, dass es mehr waren.

Vögel zwitschern hören und den Wind spüren

Man kann die Sportuhr auch ganz zu Hause lassen. Ein Gefühlslauf. Es ist egal, wie weit oder wie schnell man läuft. Auch der Puls spielt keine Rolle. Man nimmt wahr, was ist: den Wind auf der Haut, die Gerüche, die Geräusche, die zwitschernden Vögel oder die im Park spielenden Kinder. Herrlich!

Quellenangaben

1. Lippl M. Chronische Erkrankung: Liste, Definition und Hilfe. *Frankfurter Rundschau.* 24.08.2022. Unter: www.fr.de/ratgeber/gesundheit/chronische-erkrankung-gesundheit-liste-definition-hilfe-symptome-lupus-ms-91744030.html. Letzter Zugriff: 19.01.2023.
2. Baskin KK, Winders BR, Olson EN. Muscle as a »mediator« of systemic metabolism. *Cell Metab.* 2015;21(2):237–248. Sarzynski MA, Burton J, Rankinen T, et al. The effects of exercise on the lipoprotein subclass profile: A meta-analysis of 10 interventions. *Atherosclerosis.* 2015;243(2):364–372.
3. Muscat GE, Wagner BL, Hou J, et al. Regulation of cholesterol homeostasis and lipid metabolism in skeletal muscle by liver X receptors. *J Biol Chem.* 2002;277(43):40722–40728.
4. Gil-Espinosa FJ, Chillón P, Fernández-García JC, Cadenas-Sanchez C. Association of Physical Fitness with Intelligence and Academic Achievement in Adolescents. *Int J Environ Res Public Health.* 2020;17(12):4362.
5. Arida RM, Teixeira-Machado L. The Contribution of Physical Exercise to Brain Resilience. *Front Behav Neurosci.* 2021;14:626769.
6. Strasser B, Burtscher M. Survival of the fittest: VO_2max, a key predictor of longevity?. *Front Biosci (Landmark Ed).* 2018;23(8):1505–1516.
7. Mandsager K, Harb S, Cremer P, Phelan D, Nissen SE, Jaber W. Association of Cardiorespiratory Fitness With Long-term Mortality Among Adults Undergoing Exercise Treadmill Testing. *JAMA Netw Open.* 2018;1(6):e183605.
8. Rossiello F, Jurk D, Passos JF, d'Adda di Fagagna F. Telomere dysfunction in ageing and age-related diseases. *Nat Cell Biol.* 2022;24(2):135–147.
9. Song S, Lee E, Kim H. Does Exercise Affect Telomere Length? A Systematic Review and Meta-Analysis of Randomized Controlled Trials. *Medicina (Kaunas).* 2022;58(2):242.
10. Blackburn EH, Epel ES, Lin J. Human telomere biology: A contributory and interactive factor in aging, disease risks, and protection. *Science.* 2015;350(6265):1193-1198.
11. Dworak M, Diel P, Voss S, Hollmann W, Strüder HK. Intense exercise increases adenosine concentrations in rat brain: implications for a homeostatic sleep drive. *Neuroscience.* 2007;150(4):789–795.
12. De Nys L, Anderson K, Ofosu EF, Ryde GC, Connelly J, Whittaker AC. The effects of physical activity on cortisol and sleep: A systematic review and meta-analysis. *Psychoneuroendocrinology.* 2022;143:105843.
13. Kredlow MA, Capozzoli MC, Hearon BA, Calkins AW, Otto MW. The effects of physical activity on sleep: a meta-analytic review. *J Behav Med.* 2015;38(3):427–449.

14. Miranda M, Morici JF, Zanoni MB, Bekinschtein P. Brain-Derived Neurotrophic Factor: A Key Molecule for Memory in the Healthy and the Pathological Brain. *Front Cell Neurosci.* 2019;13:363.
15. Von Büdingen HJ, Kuecuekuncular S. Herz-Kreislauf-Erkrankungen. Definition, Häufigkeit, Risikofaktoren. 29.07.2022. Unter: https://schlaganfall-begleitung.de/wissen/herz-kreislauf-erkrankungen. Letzter Zugriff: 16.01.2023.
16. Caplin A, Chen FS, Beauchamp MR, Puterman E. The effects of exercise intensity on the cortisol response to a subsequent acute psychosocial stressor. *Psychoneuroendocrinology.* 2021;131:105336.
17. Magalhães JP, Júdice PB, Ribeiro R, et al. Effectiveness of high-intensity interval training combined with resistance training versus continuous moderate-intensity training combined with resistance training in patients with type 2 diabetes: A one-year randomized controlled trial. *Diabetes Obes Metab.* 2019;21(3):550–559.
18. Bollinger L; LaFontaine T. Exercise Programming for Insulin Resistance. *Strength and Conditioning Journal.* 2011;33(5):44–47.
19. Wilcox G. Insulin and insulin resistance. *Clin Biochem Rev.* 2005;26(2):19–39.
20. Schmidt K. »Risiko eines vorzeitigen Todes« Ingo Froböse über zu wenig Muskelmasse. *Utopia.* 06.06.2023. Unter: https://utopia.de/news/ingo-froboese-ueber-muskelmasse-wer-nicht-trainiert-stirbt-frueher/. Letzter Zugriff am 18.07.2023.
21. Sayer AA, Syddall H, Martin H, Patel H, Baylis D, Cooper C. The developmental origins of sarcopenia. *J Nutr Health Aging.* 2008;12(7):427–432.
22. Nalbandian M, Takeda M. Lactate as a Signaling Molecule That Regulates Exercise-Induced Adaptations. *Biology* (Basel). 2016 Oct 8;5(4):38.
23. Riachy R, McKinney K, Tuvdendorj DR. Various Factors May Modulate the Effect of Exercise on Testosterone Levels in Men. *J Funct Morphol Kinesiol.* 2020;5(4):81.
24. Malini NA, Roy GK. Influence of Insulin on LH, Testosterone and SHBG in various PCOS Categories based on the Mode of Secretion of LH in relation to FSH Levels. *Acta Endocrinol (Buchar).* 2021;17(3):313–318.
25. Genchi VA, Rossi E, Lauriola C, et al. Adipose Tissue Dysfunction an Obesity-Related Male Hypogonadism. *Int. J. Mol. Sci.* 2022;25,23(15):8194.
26. Mailing LJ, Allen JM, Buford TW, Fields CJ, Woods JA. Exercise and the Gut Microbiome: A Review of the Evidence, Potential Mechanisms, and Implications for Human Health. *Exerc Sport Sci Rev.* 2019;47(2):75–85.
27. Heissel A, Heinen D, Brokmeier LL, et al. Exercise as medicine for depressive symptoms? A systematic review and meta-analysis with meta-regression [published online ahead of print, 2023 Feb 1]. *Br J Sports Med.* 2023;bjsports-2022–106282.
28. Xie Y, Wu Z, Sun L, et al. The Effects and Mechanisms of Exercise on the Treatment of Depression. *Front Psychiatry.* 2021;12:705559.

29. Berin E, Hammar M, Lindblom H, Lindh-Åstrand L, Rubér M, Spetz Holm AC. Resistance training for hot flushes in postmenopausal women: A randomised controlled trial. *Maturitas.* 2019;126:55–60.
30. Sternfeld B, Dugan S. Physical activity and health during the menopausal transition. *Obstet Gynecol Clin North Am.* 2011;38(3):537–566.
31. Nocella C, Cammisotto V, Pigozzi F, et al. Impairment between Oxidant and Antioxidant Systems: Short- and Long-term Implications for Athletes' Health. *Nutrients.* 2019;11(6):1353.
32. Basso JC, Suzuki WA. The Effects of Acute Exercise on Mood, Cognition, Neurophysiology, and Neurochemical Pathways: A Review. *Brain Plast.* 2017;2(2):127–152.
33. Ekelund U, Steene-Johannessen J, Brown WJ, et al. Does physical activity attenuate, or even eliminate, the detrimental association of sitting time with mortality? A harmonised meta-analysis of data from more than 1 million men and women [published correction appears in Lancet. 2016 Sep 24;388(10051):e6]. *Lancet.* 2016;388(10051):1302–1310.
34. Zhang X, Li H, He M, Wang J, Wu Y, Li Y. Immune system and sarcopenia: Presented relationship and future perspective. *Exp Gerontol.* 2022;164:111823.
35. Froböse I. Selbsttest: Wie kräftig sind Ihre Muskeln? unter: https://eatsmarter.de/blogs/ingo-froboese/selbsttest-wie-kraefig-sind-ihre-muskeln. Letzter Zugriff 19.09.2023.
36. van der Windt DJ, Sud V, Zhang H, Tsung A, Huang H. The Effects of Physical Exercise on Fatty Liver Disease. *Gene Expr.* 2018;18(2):89–101.
37. Ben-Chioma AE, Tamuno-Emine DG, Jack AS. (2015). Effects of Regular Coke and Coke Zero on Blood Glucose, Serum Lipid Profile and Activities of Serum Aminotransferases in Healthy Human. *Int J Sci Res.* 2015;4(11):1516–19.
38. Frampton J, Cobbold B, Nozdrin M, et al. The Effect of a Single Bout of Continuous Aerobic Exercise on Glucose, Insulin and Glucagon Concentrations Compared to Resting Conditions in Healthy Adults: A Systematic Review, Meta-Analysis and Meta-Regression. *Sports Med.* 2021;51(9):1949–1966.
39. Bikman B. Warum wir krank werden: Insulinresistenz als wahre Ursache für chronische Krankheiten wie Diabetes, Alzheimer oder Krebs – und wie wir sie bekämpfen können. München: riva, 2021.
40. Catanzaro R, Selvaggio F, Sciuto M, et al. Triglycerides to high-density lipoprotein cholesterol ratio for diagnosing nonalcoholic fatty liver disease. *Minerva Gastroenterol (Torino).* 2022;68(3):261–268.
41. Penry JT, Manore MM. Choline: an important micronutrient for maximal endurance-exercise performance?. *Int J Sport Nutr Exerc Metab.* 2008;18(2):191–203.
42. McSwiney FT, Wardrop B, Hyde PN, Lafountain RA, Volek JS, Doyle L. Keto-adaptation enhances exercise performance and body composition responses to training in endurance athletes. *Metabolism.* 2018;83:e1-e2.
43. Hara H. Physiological effects of short-chain fatty acid produced from prebiotics in the colon. *Biosci. Microflora.* 2002;16:35–42.

44. Bongiovanni T, Yin MOL, Heaney LM. The Athlete and Gut Microbiome: Short-chain Fatty Acids as Potential Ergogenic Aids for Exercise and Training. *Int J Sports Med.* 2021;42(13):1143–1158.
45. Hernández-Camacho JD, Vicente-García C, Parsons DS, Navas-Enamorado I. Zinc at the crossroads of exercise and proteostasis. *Redox Biol.* 2020;35:101529.
46. Sanchez AM, Candau RB, Csibi A, Pagano AF, Raibon A, Bernardi H. The role of AMP-activated protein kinase in the coordination of skeletal muscle turnover and energy homeostasis. *Am J Physiol Cell Physiol.* 2012;303(5):C475-C485.
47. Lane DJ, Jansson PJ, Richardson DR. Bonnie and Clyde: Vitamin C and iron are partners in crime in iron deficiency anaemia and its potential role in the elderly. *Aging (Albany NY).* 2016;8(5):1150–1152.
48. Tachtsis B, Camera D, Lacham-Kaplan O. Potential Roles of n-3 PUFAs during Skeletal Muscle Growth and Regeneration. *Nutrients.* 2018;10(3):309.
49. Mamerow MM, Mettler JA, English KL, et al. Dietary protein distribution positively influences 24-h muscle protein synthesis in healthy adults. *J Nutr.* 2014;144(6):876–880.
50. Horowitz JF, Klein S. Lipid metabolism during endurance exercise. *Am J Clin Nutr.* 2000;72(2 Suppl):558S-63S.
51. Anton SD, Moehl K, Donahoo WT, et al. Flipping the Metabolic Switch: Understanding and Applying the Health Benefits of Fasting. *Obesity (Silver Spring).* 2018;26(2):254–268.
52. Jeong JH, Lee DK, Liu SM, Chua SC Jr, Schwartz GJ, Jo YH. Activation of temperature-sensitive TRPV1-like receptors in ARC POMC neurons reduces food intake. *PLoS Biol.* 2018;16(4):e2004399.
53. Bull FC, Al-Ansari SS, Biddle S, et al. World Health Organization 2020 guidelines on physical activity and sedentary behaviour. *Br J Sports Med.* 2020;54(24):1451–1462.
54. Robert Koch-Institut. Beiträge zur Gesundheitsberichtserstattung des Bundes 2012. Unter: www.gbe-bund.de/pdf/geda_2012_gesamtausgabe.pdf. Letzter Zugriff am 05.05.2023.
55. Mayer F, Scharhag-Rosenberger F, Carlsohn A, Cassel M, Müller S, Scharhag J. The intensity and effects of strength training in the elderly. *Dtsch Arztebl Int.* 2011;108(21):359–364.
56. Pilcher JJ, Morris DM, Donnelly J, Feigl HB. Interactions between sleep habits and self-control. *Front Hum Neurosci.* 2015;9:284.
57. Grüning M. Die maximale Herzfrequenz ermitteln. *Runner's world.* 09.11.2022. Unter www.runnersworld.de/training-basiswissen/die-maximale-herzfrequenz-ermitteln/. Letzter Zugriff am 14.07.2023.
58. Internisten im Netz. Seitenstechen – woher kommt's? 04.06.2018 unter www.internisten-im-netz.de/aktuelle-meldungen/aktuell/seitenstechen-woher-kommts.html. Letzter Zugriff am 19.05.2023.
59. Purdom T, Kravitz L, Dokladny K, Mermier C. Understanding the factors that effect maximal fat oxidation. *J Int Soc Sports Nutr.* 2018;15:3.

60. Lauersen JB, Bertelsen DM, Andersen LB. The effectiveness of exercise interventions to prevent sports injuries: a systematic review and meta-analysis of randomised controlled trials. *Br J Sports Med.* 2014;48(11):871–877.
61. Marcora SM, Staiano W. The limit to exercise tolerance in humans: mind over muscle? [published correction appears in Eur J Appl Physiol. 2010 Dec;110(6):1305]. *Eur J Appl Physiol.* 2010;109(4):763–770.
62. Vitale KC, Owens R, Hopkins SR, Malhotra A. Sleep Hygiene for Optimizing Recovery in Athletes: Review and Recommendations. *Int J Sports Med.* 2019;40(8):535–543.
63. Runacres A, Mackintosh KA, McNarry MA. Health Consequences of an Elite Sporting Career: Long-Term Detriment or Long-Term Gain? A Meta-Analysis of 165,000 Former Athletes. *Sports Med.* 2021;51(2):289–301.
64. De Santi M, Baldelli G, Brandi G; GSMS-SItI, Working Group on Movement Sciences for Health, Italian Society of Hygiene preventive Medicine and Public Health; WDPP, Working Group Doping Prevention Project. Use of hormones in doping and cancer risk. *Ann Ig.* 2019;31(6):590–594.
65. Berentzen M. Überlastung beim Sport: Die wichtigsten Symptome und was sie dagegen tun können. Unter: www.gq-magazin.de/body-care/artikel/ueberlastung-sport-tipps. Letzter Zugriff am 03.07.2023.
66. Küster M, Renner B, Oppel P, Niederweis U, Brune K. Consumption of analgesics before a marathon and the incidence of cardiovascular, gastrointestinal and renal problems: a cohort study. *BMJ Open.* 2013;3(4):e002090.
67. Van Wijck K, Lenaerts K, Van Bijnen AA, et al. Aggravation of exercise-induced intestinal injury by Ibuprofen in athletes. *Med Sci Sports Exerc.* 2012;44(12):2257–2262.
68. Lundberg TR, Howatson G. Analgesic and anti-inflammatory drugs in sports: Implications for exercise performance and training adaptations. *Scand J Med Sci Sports.* 2018;28(11):2252–2262.
69. Bassett DR, Schneider PL, Huntington GE. Physical activity in an Old Order Amish community. *Med Sci Sports Exerc.* 2004;36(1):79–85.

Stichwortverzeichnis

G

H

I

K

L